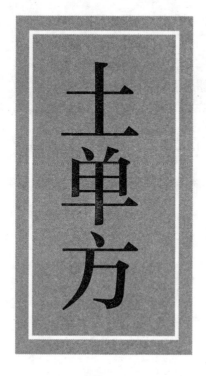

土单方

谢　普◎编著

U0314635

中医古籍出版社
Publishing House of Ancient Chinese Medical Books

图书在版编目（CIP）数据

土单方 / 谢普编著.--北京：中医古籍出版社，
2023.2

ISBN 978-7-5152-2623-1

Ⅰ.①土… Ⅱ.①谢… Ⅲ.①土方—汇编 Ⅳ.
①R289.2

中国国家版本馆 CIP 数据核字 (2023) 第 009758 号

土单方

谢 普 编著

策划编辑　姚　强
责任编辑　吴　迪
封面设计　郑金霞
出版发行　中医古籍出版社
社　　址　北京市东城区东直门内南小街 16 号（100700）
电　　话　010-64089446（总编室）010-64002949（发行部）
网　　址　www.zhongyiguji.com.cn
印　　刷　天津海德伟业印务有限公司
开　　本　640mm×910mm　1/16
印　　张　14
字　　数　195 千字
版　　次　2023 年 2 月第 1 版　2023 年 2 月第 1 次印刷
书　　号　ISBN 978-7-5152-2623-1
定　　价　59.00 元

前言

土方是指民间流行的、不见于医药专门著作的药方。单方是指单味药制剂，是与复方相对应的一个概念（复方是指两种或两种以上的药物混合制剂，可以是中药、西药或中西药混合）。顾名思义，所谓土单方，是指历代民间流行的、不见于医药专门著作的单味药制剂。

在我国，应用单味药物或食物等防病治病的历史悠久，疗效确切，深入人心。从古至今，医者都重视和提倡"精方简药"，民间流传着"单方一味，气死名医"之说。

为归纳整理这一珍贵的民间医学宝库，也为方便广大患者，我们收集并编撰了这本《土单方》，以实现求全致用、造福百姓的目的。本书以功能为纲，以单味药为目，以方为主，精选了历代民间土单方，既有针对常见病、多发病的土单方，又有适用于疑难重病的土单方，具有较高的使用价值。

本书对每一科的各种病症都做了简明的概述，让读者对该病的病因病机、临床症状等基本情况有一定了解，然后对各种病症配有若干条验方，每一条验方针对不同证型的病人，内容包括"用法""功能主治""疗效""来源"几部分。条目清晰有序，资料翔实齐全，语言通俗易懂，力求达到能让无论医学知识多寡以及不同层次的读者都能读懂会用。由于方中剂量是针对一般患者，对一些特殊体质患者，不可"按图索骥"，草率行事，应根据具体病情和体质差异，在医生指导下正确使用。

谢　普

2023年1月

目 录

第一章　解表药与土单方

第二章　清热药与土单方

第三章　泻下药与土单方

第四章　利水渗湿药与土单方

第五章　温里药与土单方

第六章 祛风湿药与土单方

第七章 芳香化湿药与土单方

第八章 理气药与土单方

第九章 活血祛瘀药与土单方

第十章 消食药与土单方

第十一章　化痰止咳平喘药与土单方

第十二章　补虚药与土单方

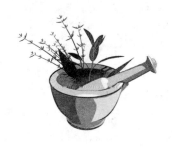

第一章

解表药与土单方

凡能疏肌解表、促使发汗，用以发散表邪、解除表证的药物，称为解表药。

解表药多属辛散之品，辛能发散，可使外邪从汗而解，故适用于邪在肌表的病症。也即《内经》所说的"其在皮者，汗而发之"的意义。解表药的临床应用主要有以下几点。

1.感受外邪，具有恶寒、发热、头痛、身痛、无汗、脉浮等表证者。

2.表邪郁闭，麻疹透发不畅者，水肿初期或麻疹初期兼有表证者，以及其他疾病具有表证需要发汗解表者。

根据解表药的性能，可以分为发散风寒、发散风热两类。

解表药应用注意事项：

1.解表药虽有辛散发汗之共性，但其性质又有温、凉不同，所以用以治疗表证时必须注意辨证准确，分清表寒证或是表热证，以免药石误投，贻误治疗。

2.解表药发汗作用有强有弱，须视病症具体表现选择应用。

3.对解表药发汗力较强的药物应控制用量，中病即止，以免发汗太过而耗伤津液，导致亡阳或亡阴。

4.温暖季节及东南地区用量宜小，寒冷季节及西北地区用量可酌情增加。

5.解表药一般忌用于表虚自汗、阴虚发热、久病体虚及失血等症。

6.解表药多属辛散轻扬之品，不宜久煎，以免有效成分挥发而降低疗效。

一、发散风寒药与土单方

麻黄

【来源】本品为麻黄科植物草麻黄、中麻黄或木贼麻黄的干燥草质茎。

【别名】麻黄草、龙沙、卑相、卑盐、田麻黄。

【处方用名】麻黄、净麻黄、蜜炙麻黄。

【用法用量】常用量：3~10克，水煎服。

【产地采收】麻黄生于河床、河滩、干草原、固定沙丘。主产河北、山西、新疆、内蒙古和陕西等地。秋季割取绿色的草质茎枝，晒干。以色淡绿、无木质茎及杂质者为佳。

【炮制研究】麻黄可生用、炙用或捣绒用。麻黄生用发汗力强，炙用发汗力弱，故发汗解表宜生用，宣肺平喘生用、炙用均可。麻黄去节后为净麻黄，发汗力更强。捣绒发汗力弱。麻黄根有止汗作用。麻黄茎与根的化学成分不同，茎含麻黄型生物碱，根含大环精胺等几种类型的生物碱，药理作用相反，前者升压，后者降压。

【性味归经】辛、微苦，温。归肺、膀胱经。

【功能主治】发表散寒，宣肺平喘，利水消肿。用于风寒感冒，胸闷喘咳，风水浮肿，支气管哮喘。主要应用于：外感风寒，症见恶寒无汗的表实证，常伍用桂枝以增强发汗作用，如麻黄汤。表实咳喘，由于外邪束肺所致之咳喘，寒配杏仁，如三拗汤。热喘配生石膏、甘草，如麻杏石甘汤。水肿兼见表证者，常伍用生石膏、生姜、甘草等治疗水证。

注意事项：表证自汗，气虚咳喘，脾虚水肿者不宜用；高血压，动脉硬化，心功能不全者应慎用。

【不良反应】美国FDA已批准麻黄碱及其盐类可作为OTC药（非处方药）用于治疗伤风感冒、呼吸道过敏以及哮喘等。但近来发现服用含麻黄或麻黄碱的药品或制品产生如下不良反应：血压升高，乃至中风；失眠，忧郁症，腹泻，皮炎，乏力等。

【现代研究】麻黄中含多种生物碱，以麻黄碱为主要有效成分。其次含有假麻黄碱、麻黄定碱及苄基甲胺，少量挥发油、儿茶酚、鞣酸及多种无机盐。麻黄碱的药理作用与肾上腺素相似，但较和缓而持久，主要作用为松弛支气管平滑肌。当支气管处于痉挛状态时，其作用更为显著，故有止喘作用。并有兴奋心肌，收缩血管，升高血压作用。假麻黄碱有显著利尿作用。挥发油有发汗作用，并对流感病毒有抑制作用。

──── ·常用单方· ────

方一　麻黄12克

【用法】取上药，再取雌乌鸡1只，将乌鸡捏死或吊死（勿用刀割颈放血）。去毛及内脏，洗净，放入砂锅或铝锅内，加水以淹没乌鸡为度。将麻黄和牛蒡子各12克用纱布包裹后，放入锅内与乌鸡同煮，炖煮至乌鸡肉熟烂为度，取出麻黄、牛蒡子，用少量食盐调味，勿加其他调味品。每次食乌鸡肉、喝汤各半碗（约500毫升），早晚各服1次。

【功能主治】祛风除湿。主治风湿性关节炎，症见关节肿痛，反复发作，遇阴雨或风雪天加剧。关节屈伸不利，行走艰难。局部肿胀，皮肤不红，舌淡红，苔薄白，脉沉弦紧。

【疗效】应用本方治疗5例，均服药1剂而愈。

【来源】四川中医，1984.（1）：531

方二　麻黄粉适量

【用法】取70%麻黄粉和30%白胡椒混匀，每用1克置黑膏药中趁热合拢贴一侧或两侧肺俞穴，每日或隔日换药1次。

【功能主治】宣肺平喘。主治风寒咳嗽。

【疗效】共治疗235例，好转42例，无效11例，总有效率为96.2%。

【来源】广西中医药，1987.10（1）：8

方三 麻黄2~4克

【用法】取上药，酌配前胡4~8克，用水煎成300毫升左右，稍加白糖。频频口服，每天1剂。

【功能主治】宣肺止泻。主治小儿腹泻。

【疗效】用本方共治疗小儿腹泻138例（均无明显脱水），痊愈126例（占91.3%）。其中服药1剂痊愈者52例，服2剂痊愈者72例，服3剂痊愈者2例。

【来源】中西医结合杂志，1988.（6）：351

方四 麻黄15克

【用法】取上药，加清水1小碗，武火煮沸5分钟，温服，每天2剂。

【功能主治】祛风止痒。主治顽癣。

【疗效】应用本方治疗42例，均获痊愈。

【来源】中医杂志，1992.（1）：53

▌桂枝

【来源】为樟科植物肉桂的干燥嫩枝。

【别名】柳桂、嫩桂枝、桂枝尖。

【处方用名】桂枝、川桂枝、桂枝尖。

【用法用量】水煎服。常用量：3~9克。

【产地采收】分布福建、广东、广西、云南等地。药材主产于广西、广东、云南等地。干燥的嫩枝呈圆柱形，外表棕红色或紫褐色，气清香，味甜微辛。以幼嫩、棕红色、气香者为佳。

【炮制研究】桂枝历代有去皮、去粗皮、焙制、甘草汁炙、蜜制等炮制方法。近代除了生用，还有炒制和蜜制等方法。桂枝炒制后挥发油含量有所降低，且能通过控制不同的加热温度和时间使油量降的程度各异。故炒制桂枝既能有效降低毒性保证用药安全，又能使有效成分（挥发油）的含量得到一定保证。桂枝蜜制后，挥发油含量略有增加，且蜜制后还利于温中补虚，散寒止痛，故多用于虚寒胃痛等。

【性味归经】辛、甘，温。归心、肺、膀胱经。

【功能主治】发汗解肌，温经通脉。主治与应用：外感风寒、无汗表实证。症见恶寒发热，身痛无汗，脉浮紧，与麻黄相须为用，促使发汗解表。外感风寒，有汗表虚证，与白芍配伍，调和营卫以疗表虚邪实之外感证，解表而无大汗之弊。风寒湿痹，邪阻经络所致之肢节疼痛，尤其是肩臂疼痛者，以防风、附子、羌活、桑枝为伍。月经失调、痛经、闭经、血虚寒凝者以桂枝温经通脉，助当归、白芍、川芎、红花等以调经散寒。血虚心悸、脉结代，桂枝温通以振奋心阳，与炙甘草、党参、阿胶相配用，治心律失常等症。

注意事项：桂枝辛温助热，能旺盛血行，故对温热病，阴虚火旺，出血患者忌用；孕妇、月经过多者慎用。

【现代研究】本品含挥发油，主要为桂皮醛。现代研究表明，桂枝所含桂皮醛能扩张皮肤血管，刺激汗腺分泌，故有解热作用。镇痛作用主要作用于大脑感觉中枢，提高痛觉阈，能缓解血管痉挛性头痛。还有健胃作用。能促进唾液和胃液分泌，以助消化。桂皮油有强心、利尿作用。桂皮油对葡萄球菌、痢疾杆菌、沙门氏菌、炭疽杆菌等有抑制作用。对流感病毒亦有抑制作用。

· 常用单方 ·

方一　桂枝末若干

【用法】取桂枝末若干，食醋调成饼状，睡前用温水熨脐10分钟，后贴于脐部，纱布固定，晨起取下，每晚一次。

【功能主治】温经通脉。主治小儿遗尿。

【疗效】用上方治疗小儿遗尿32例，总有效率达90%以上，疗程短者3~4次，长者半月即可见效。

【来源】中医杂志，1995.（1）：7

方二　桂枝尖20克

【用法】桂枝尖20克，黑色大蜘蛛（去头足，焙干）10克，共研末，过筛，瓶装密封备用。每次服0.25克/千克，早晚各一次，用开水或奶粉或稀粥送服，治疗2~4周。

【功能主治】温经通脉。治疗小儿腹股沟斜疝。

【疗效】上方治疗可复性腹股沟斜疝55例，结果痊愈52例，好转1例。

【来源】湖南中医杂志，1986.（2）：22

方三 **桂枝60克**

【用法】桂枝60克，加水1000毫升，武火煎10分钟后待温浸洗患处，每次10~15分钟，每日早晚各一次。

【功能主治】温经通脉。用于治疗冻疮。

【疗效】治疗冻疮14例，效果良好，一般1~6次即愈。

【来源】新中医，1986.（增三）：16

方四 **桂枝30克**

【用法】桂枝30克与防风20克，赤芍15克水煎，趁热擦洗患部，每次20分钟，每日2次，以局部皮肤潮红为度。

【功能主治】发汗解肌。适于面神经麻痹症。

【疗效】共治疗30例，结果治愈26例，好转3例，无效1例。

【来源】湖南中医杂志，1987.8（2）：封四

紫苏叶

【来源】本品为唇形科植物紫苏的干燥嫩枝叶。

【别名】赤苏、红苏、红紫苏、香苏。

【处方用名】苏叶、紫苏叶。

【用法用量】水煎服。常用量：3~10克。

【产地采收】主产于江苏、浙江、河北等地。以身干、叶大、色紫、不碎、香气浓、无枝梗、无杂质者为佳。

【炮制研究】临床常用生品入药。炮制方法：净制除去杂质及老梗，切制喷淋清水，切碎，干燥。紫苏叶长于解表散寒。

【性味归经】甘，辛，微温，有小毒。入肺、脾。

【功能主治】发表散寒，行气宽中，解鱼蟹毒。用于感冒风寒、发热恶寒、肢节疼痛、寒泻、头痛、鼻塞，兼见咳嗽或胸闷不舒者。主要用于治疗风寒感冒、脾胃气滞及进食鱼蟹导致的腹痛、腹泻，还能宽胸利膈、顺气安胎等。

【现代研究】本品主要含挥发油、精氨酸、枯酸、色素等。紫苏叶能扩张毛细血管，刺激汗腺分泌而发汗；减少支气管分泌物及缓解支气管痉挛而镇咳祛痰；促进消化液分泌，增强胃肠蠕动。所含紫苏醛有较强防腐作用，紫苏水浸液对葡萄球菌、大肠杆菌及流感病毒有抑制作用。

·常用单方·

方一 鲜紫苏叶5克

【用法】先用75％酒精涂擦鱼疣痣，进行消毒，再将鱼疣痣用无菌剪或刀削去老皮（出血为止），然后用洗净的鲜紫苏叶涂擦患处（以浆汁干为度），每天2次。

【功能主治】解毒消疣。主治鱼疣痣。

【疗效】应用本方治疗本病效果良好，一般用药1～2天鱼疣痣自行消散而愈。

【来源】四川中医，1987.（12）：10

方二 紫苏叶适量

【用法】将紫苏叶制成水提取液（1毫升含生药2克），消毒后再以此液浸润棉球或纱布，贴敷宫颈出血处。

【功能主治】治疗宫颈出血。

【疗效】共治疗108例，以息肉摘除或活检创面出血为主。

【来源】中医杂志，1988.（8）：49

方三 鲜紫苏叶适量

【用法】先将疣体及其周围消毒，用注射针头挑破疣体，取洗净的鲜

紫苏叶与食盐一起揉擦疣体10～15分钟，擦后可用敷料包扎，以后嘱病人自己每天用该法揉擦1次，但不需消毒及再挑破疣体，也不必包扎。每天1次，每次10～15分钟，一般3～6次可愈。

【功能主治】解毒消疣。主治寻常疣。

【疗效】应用本方治疗本病效果良好，一般2～3次即可痊愈，若疣体挑破得彻底，揉擦1次即可痊愈。

【来源】湖南中医杂志，1989.（5）：13

方四 鲜紫苏茎叶250克或干紫苏50克

【用法】鲜紫苏每次250克，干紫苏50克左右，加水500毫升，煎沸后10分钟（干紫苏煎12分钟左右），倒在干净的洗盆里，凉到40℃左右，用干净纱布浸湿后轻轻拍打患处，轻者每日1次，重者每日早、晚各1次。洗后局部皮肤擦干，保持清洁干燥，并卧床休息0.5～1小时，仰卧屈膝两腿分开，保证充分睡眠，禁手抓、热水烫，戒烟酒，避免辛辣等刺激性食物。

【功能主治】散热止痒，收敛除湿。治疗阴囊湿疹。

【疗效】19例全部经3~5天治疗症状消失，未再复发，无任何其他不良反应。

【来源】实用中医药杂志，2002.18（4）：23

香薷

【来源】本品为唇形科植物江香薷的地上部分。

【别名】香菜、香戎、香茸、紫花香菜、蜜蜂草。

【处方用名】香薷、陈香薷、香茹。

【用法用量】内服：煎汤，3~9克，或研末。

【产地采收】生于山野。分布辽宁、河北、山东、河南等地。以江西产量大，品质佳，商品习称江香薷。夏、秋季采收，当果实成熟时割取地上部分，晒干或阴干。以质嫩、茎淡紫色、叶绿色、花穗多、香气浓烈者为佳。

【炮制研究】临床常用生品入药。炮制方法：拣去杂质，用水喷润后，除去残根，切段，晒干即得。

【性味归经】味辛，微温。入肺、胃经。

【功能主治】发汗解暑，行水散湿，温胃调中。治夏月感寒饮冷，头痛发热，恶寒无汗，胸痞腹痛，呕吐腹泻，水肿，脚气。表虚者忌服。

【现代研究】香薷含有挥发油0.3%，其中主成分为香薷二醇。还含甾醇、酚性物质和黄酮苷等。香薷挥发油具有较强的广谱抗菌性能，并试用于预防流感取得了初步效果，对A型脑膜炎球菌有较好抑制作用，对治疗阴道霉菌性感染都有一定作用。

· 常用单方 ·

方一 鲜香薷草适量

【用法】用香薷草液清洗口腔溃疡面，然后再含液，并保留3分钟，每天用药3次，严重者用药4次，1周为1个疗程。

【功能主治】用于治疗口疮。

【疗效】共治疗85例，结果痊愈71例，好转13例，未愈1例。

【来源】湖南中医药导报，2003.9（7）：32

葱白

【来源】葱白为百合科多年生草本植物葱近根部的鳞茎。

【别名】香白、葱白头。

【处方用名】葱白、葱白头。

【用法用量】常用量为3～10克，水煎服。外用适量。

【产地采收】我国各地均有种植。采无定时，鲜品生用，随采随用，除去须根及绿叶，剥去外膜，供药用。

【性味归经】味辛，性温。主归肺、胃经。

【功能主治】发汗解表，通阳。用于感冒风寒、发热、恶寒、腹泻、腹痛等症。小便不利、腹胀、腹痛及膀胱气化失司引起的小便不利，以及寒凝腹痛等症。

因本品辛温发散，故表虚多汗，阴虚阳亢者慎用。古人云：葱与蜜同食能杀人，故一般不宜与蜂蜜、食糖同用。

【现代研究】本品含挥发油，油中主要成分为蒜素；又含二烯丙基硫醚。叶鞘和鳞片细胞中有草酸钙结晶体。又含维生素C、维生素B_1、维生素B_2、烟酸、脂肪油和黏液质。脂肪油中含棕榈酸、硬脂酸、花生酸、油酸和亚油酸。黏液汁中主要成分为多糖类，其中有20%纤维素、3%半纤维素、41%原果胶及24%水溶性果胶。葱白挥发性成分等对白喉杆菌、结核杆菌、痢疾杆菌、葡萄球菌及链球菌有抑菌作用，此乃作用于细菌的酶系统所致。

· 常用单方 ·

方一 鲜葱白1根

【用法】取上药，约10厘米长，配白胡椒7粒，共捣如泥。填敷于肚脐上，外用塑料薄膜覆盖，胶布固定。

【功能主治】通阳化气利尿。主治小便不通、产后尿潴留。

【疗效】应用本方治疗12例，皆获痊愈。一般敷药3～4小时见效。单用葱白切碎炒热，趁热外敷小腹部，对产后小便困难亦有良效。

【来源】新中医，1984.（9）：封三。

方二 鲜葱白20根

【用法】取上药，洗净，切碎略压

出汁，与去壳鸡蛋2个一同放碗内搅拌，用少许菜油起油锅，将其煎成7×7厘米鸡蛋饼1块。用纱布包裹，乘热外敷神阙穴。

【功能主治】温胃止吐。主治寒性呕吐。

【疗效】应用本方治疗21例，有效17例，无效4例。

【来源】广西中医药，1989.（5）：16

方三 鲜葱白10根

【用法】取上药，加芒硝10克，共捣成泥。敷患者腹部神阙穴（肚脐眼），上盖塑料薄膜及纱布，用橡皮膏固定以防药液外流和敷药脱落，每天1次。敷药前先用酒精棉球擦净脐部污垢，以利药物吸收，天冷时可将药料加温后再敷。

【功能主治】利水消肿。主治腹水。

【疗效】应用本方治疗42例，有14例尿量明显增加，腹胀消失；26例尿量增加，自觉腹胀减轻；2例无效。有效的40例均在敷药后半小时至4小时生效。

【来源】浙江中医杂志，1987.（1）：497

方四 葱白450克

【用法】先取上药200克，煎汤熏洗乳房20分钟，再用上药250克，捣烂如泥敷患处，每天2次。

【功能主治】解毒通乳、行瘀散结。主治：急性乳腺炎（瘀乳期）。适应证：乳房肿痛，局部发红，压痛明显，质硬，无波动感，扪之灼热，可伴有发热。

【疗效】应用本方治疗30例，发病均在1天内就诊，用药1天内症状消失者21例，2天内症状消失者9例。

【来源】河南中医，1994.（4）：254

方五 连须葱白1根

【用法】先将患处用温水洗净，消毒后用手术刀削去鸡眼老皮，削至渗血为度。再取上药，洗净，捣烂如泥，加入蜂蜜少许调匀，敷患处，外用纱布包扎固定，3天换药1次。本方不可内服。

【功能主治】软坚散结。主治鸡眼。

【疗效】应用本方治疗本病有效。

【来源】四川中医，1987.（1）：42

生姜

【来源】为姜科植物姜的鲜根茎。

【处方用名】生姜(用新鲜者)。

【用法用量】内服:煎汤,3~9克,或捣汁。外用:捣敷,擦患处或炒热熨。

【产地采收】全国大部分地区有栽培。主产四川、广东、山东、陕西等地。夏季采挖,除去茎叶及须根,洗净泥土。以块大、丰满、质嫩者为佳。

【炮制研究】临床上除生用外,还有煨姜。煨姜性味辛温,具有和中止呕的功用。适用于脾胃不和,恶心呕吐等症。《本草纲目》记载"生用发散,熟用和中"。

【性味归经】辛,微温。入肺、脾、胃经。

【功能主治】发汗解表、温中止呕、解毒。用于风寒感冒、发热、恶寒、胃寒呕吐、胃热呕吐、中鱼蟹毒、呕吐腹泻等症。生姜能解鱼蟹毒,单用或配紫苏同用。此外,生姜又能解生半夏、生南星之毒,煎汤饮服,可用于中半夏、南

星毒引起的喉哑舌肿麻木等症。

阴虚内热者忌服。

【现代研究】现代研究表明,本品含挥发油,油中主要为姜醇、姜烯、水芹烯、柠檬醛、芳香醇、甲基庚烯酮、壬醛、α-龙脑等,尚含辣味成分姜辣素。生姜能促进消化液分泌,有增进饮食作用;有镇吐、镇痛、抗炎消肿作用;醇提物能兴奋血管运动中枢、呼吸中枢、心脏;正常人嚼生姜,可升高血压;生姜对伤寒杆菌、霍乱弧菌、堇色毛癣菌、阴道滴虫均有不同程度的抑杀作用。最近有报告说:生姜能调节人体前列腺素的水平。

· 常用单方 ·

方一 鲜生姜适量

【用法】取新鲜多汁的生姜1块,洗净,切成薄片。用时取生姜片放入口中咀嚼,边嚼边咽姜汁,一般嚼1~3片后呃逆可止。伴有急性口腔炎、咽喉炎者慎用。

【功能主治】温胃止呃。主治呃逆。

【疗效】应用本方治疗30例,均获良效。

【来源】新中医,1985.(2):6

方二　鲜生姜适量

【用法】取上药三块如鸡蛋黄大，去皮，切碎，放鸡蛋1个搅拌均匀，再放入油中煎成黄色。趁热吃，每天晨起1次，7天为1个疗程。

【功能主治】温肺散寒、止咳平喘。主治咳喘。

【疗效】应用本方治疗本病有效。

【来源】中医函授通讯，1991.（2）：46

方三　生姜适量

【用法】取上药，捣烂榨汁。用药棉蘸姜汁敷于患处，灼伤轻者，敷药1次即可。严重者可用姜汁纱布湿敷24～48小时，创面干洁后自行结痂，脱落痊愈。

【功能主治】消炎退肿止痛。主治水、火烫伤。

【疗效】应用本方治疗近500例，均获满意疗效。一般能立即止痛，已起疱红肿者，能消炎退肿，消水疱；水疱已破者，敷之亦无刺激。

【来源】新中医，1984.（2）：22

方四　鲜生姜120克

【用法】取上药，磨碎，开水淬汁，用姜汁调蜂蜜120毫升。1次顿服，或在半小时内频频服完；小儿酌减，每天1～2次。

【功能主治】驱蛔止痛。主治蛔虫性肠梗阻。

【疗效】应用本方治疗64例，总有效率为96.8％，有效驱蛔率为61.3％。

【来源】湖南医药杂志，1981.（3）：2

方五　鲜生姜60克

【用法】取上药，配羊角辣椒（去子）60克，置95％的酒精300毫升内，浸泡10～15天，去渣，装瓶备用。用棉球蘸药液涂擦患处，每天1～2次，治疗时间按病情而定。

【功能主治】温经散寒、活血通络。主治冻疮未溃者。

【疗效】应用本方治疗22例，均收到满意效果。

【来源】新中医，1978.（5）：15

二、发散风热药与土单方

▌薄荷

【来源】本品为唇形科植物薄荷的茎叶。

【别名】蕃荷菜、菝蔺、吴菝蔺、南薄荷、升阳菜等。

【处方用名】薄荷、薄荷叶、苏薄荷。

【用法用量】内服：煎汤（不宜久煎），3~6克；或入丸、散。外用：捣汁或煎汁涂。

【产地采收】生于小溪沟边、路旁及山野湿地，或为栽培。全国大部分地区均产，主产江苏、浙江、江西。大部分产区每年收割2次，第1次（头刀）在小暑至大暑间。第2次（二刀）于寒露至霜降间，割取全草，晒干。以身干、无根、叶多、色绿、气味浓者为佳。

【炮制研究】拣净杂质，除去残根，先将叶抖下另放，然后将茎喷洒清水，润透后切段，晒干，再与叶和匀。

【性味归经】辛，凉。入肺、肝经。

【功能主治】疏散风热、清利头目、利咽、透疹、疏肝解郁。多用于外感风热，表现为发热恶寒、口渴、舌红、脉浮数，或有头痛者。或用于风热、肝火上扰所致眩晕、目赤肿痛、烂弦风眼、痒涩多泪及咽痛喉肿、声嘶音哑者。亦可用于肝郁气滞之胁痛。此外，还能解鱼蟹毒。

本品芳香辛散，发汗耗气，故体虚多汗者，不宜使用。

【现代研究】本品主含挥发油。油的主要成分为薄荷醇以及薄荷酮、异薄荷酮等。薄荷油内服通过兴奋中枢神经系统，使皮肤毛细血管扩张，促进汗腺分泌，增加散热，而起到发汗解热作用；薄荷油能抑制胃肠平滑肌收缩，能对抗乙酰胆碱而呈现解痉作用；薄荷油能促进呼吸道腺体分泌而对呼吸道炎症有治疗作用；体外试验薄荷煎剂对单纯性疱疹病毒、森林病毒、流行性腮腺炎病毒有抑制作用，对金黄色葡萄球菌、白色葡萄球菌、甲型链球菌、乙型链球菌、卡他球菌、肠炎球菌、福氏痢疾杆菌、炭疽杆菌、白喉杆菌、伤寒杆菌、绿脓杆菌、大肠杆菌等有抑菌作用；薄荷油外用，能刺激神经末梢的冷感受器而产生冷感，并反射性地造成深部组织血管的变化而起到消炎、止痛、止痒作用。此外，尚有健胃、解痉、利胆和抗早孕作用。

· 常用单方 ·

方一 薄荷油适量

【用法】取上药，涂搽患处，每天2～3次。

【功能主治】散结消瘤。主治肉瘤。

【疗效】应用本方治疗11例，经20～45天后均获满意疗效。

【来源】湖北中医杂志，1982.（1）：25

方二 薄荷15克

【用法】取上药，与桂圆6粒一起煎服，每天2次，依出疹轻重情况连服2～4周。

【功能主治】疏风止痒。主治慢性荨麻疹。

【疗效】应用本方治疗40例，显效32例，好转4例，无效4例。

【来源】福建医药杂志，1980.2（5）：6

葛根

【来源】葛根为豆科多年生落叶藤本植物葛的干燥根。

【别名】干葛、甘葛、粉葛、葛麻茹、黄葛藤、野扁葛等。

【处方用名】葛根、粉葛根、干葛根、煨葛根。

【用法用量】煎服，10～15克。外用捣敷。

【产地采收】生于山坡草丛中或路旁及较阴湿的地方。全国大部地区有产，主产河南、湖南、浙江、四川等地。春、秋采挖，洗净，除去外皮，切片，晒干或烘干。以块肥大、质坚实、色白、粉性足、纤维性少者为佳；质松、色黄、无粉性、纤维性多者质次。

【性味归经】甘、辛，凉。归脾、胃经。

【功能主治】解肌退热，透发麻疹，生津止渴，升阳止泻。治伤寒、温热头痛项强，烦热消渴，泄泻，痢疾，斑疹不透，高血压，心绞痛，耳聋。

【现代研究】本品主要含黄酮类物质，大豆素、大豆苷，还有大豆素-4.7-二葡萄糖苷、葛根素、葛根素-7-木糖苷、葛根醇、葛根藤素及异黄酮苷和淀粉。葛根能扩张冠脉血管和脑血管，增加冠脉血流量和脑血流量；葛根总黄酮能降低心肌耗氧量，增加氧供应；葛根能直接扩张血管，使外周阻力下降，而有明显降压作用，能较好缓解高血压病人的"项紧"症状。葛根素能抑制血小板凝集；葛根有广泛的 β-受体阻滞作用；黄豆苷元对小鼠离体肠管有明显解痉作用，能对抗乙酰胆碱所致的肠管痉挛；葛根还具有明显解热作用，并有轻微降血糖作用。

· 常用单方 ·

方一 葛根10~15克

【用法】取上药，水煎。分2次口服，每天1剂，连用2~8周为1个疗程。

【功能主治】高血压病。

【疗效】中国医学科学院药物研究所应用本方治疗伴有颈项强痛的高血压病92例，解除颈项强痛症状的有效率为90%。多数患者在用药第1周即起作用，可持续1~2周。有些病人停药3~9个月不复发，但本方的降血压作用不明显。

【来源】医学研究通讯，1972.（2）：14

方二 葛根100克

【用法】取上药，加水浓煎。先热敷患处30分钟，后浸洗患处。

【功能主治】活血消肿止痛。主治跌打损伤。

【疗效】应用本方治疗8例，皆获良效。认为葛根具有活血、消除局部炎症的作用。

【来源】新中医，1984.（5）：50

方三 葛根素4~5毫克/千克

【用法】葛根素4~5毫克/千克，用注射用水稀释至50毫升静脉注射，约4小时后再按4~5毫克/千克加入5%葡萄糖500毫升内，日间12小时维持静滴，共6天。

【功能主治】治疗冠心病。

【来源】中华心血管病杂志，1985.（3）：175

牛蒡子

【来源】本品为菊科植物牛蒡的成熟果实。

【别名】鼠黏草、夜叉头、蒡翁菜、便牵牛、饿死囊中草、象耳朵、老母猪耳朵、疙瘩菜、老鼠愁、鼠见愁等。

【处方用名】牛蒡子、大力子、鼠黏子、熟牛蒡、炒牛蒡。

【用法用量】内服：煎汤，5~10克；或入散剂。外用：煎水含漱。

【产地采收】主产河北、吉林、辽宁、浙江、黑龙江等地。此外，四川、河南、湖北、陕西等地亦产。以东北产量较大，浙江所产品质较优。一般8~9月果实成熟时，分批采集。晒干，打出果实，除去杂质，再晒至全干。以粒大、饱满、外皮灰褐色者佳。

【炮制研究】生用或炒黄用。牛蒡子成熟于秋天，因得天地之凉气而具有寒凉之性，炒制后可减低其寒滑之弊，缓和药性，无损中焦阳气，并具有特异香气，可增强药效。

【性味归经】辛、苦，寒。入肺、胃经。

【功能主治】疏散风热、祛痰止咳、清热解毒。用于外感风热、咽喉红肿疼痛，临床应用以风热表证兼有咽喉肿痛者为宜；用于麻疹透发不畅，牛蒡子散风热而透疹，对麻疹初起、疹出不畅者，往往配升麻、葛根、蝉蜕、薄荷等同用；此外，用于咳嗽咯痰不畅及疮痈肿痛等症。

由于本品性寒滑利，能滑肠通便，故脾虚腹泻者忌用；痈疽已溃、脓水清稀者也不宜应用。

【不良反应】牛蒡子提取物毒性较小，牛蒡子苷能引起蛙、小鼠和兔强直性厥，呼吸细弱，随后运动消失，最后转入麻痹状态。牛蒡子炮制后毒性较小，未炮制的毒性较大。此外有服用牛蒡子致过敏反应的相关报道。

【现代研究】本品含牛蒡子苷、脂肪油、维生素A及生物碱等。牛蒡子煎剂对肺炎双球菌有显著抗菌作用；水浸剂对多种致病性皮肤真菌有不同程度的抑制作用；牛蒡子有解热、利尿作用；最近发现牛蒡子有抗肿瘤作用，其粗提取物呈选择毒性，较低量就可以抑制癌细胞增殖，使肿瘤细胞重新向正常细胞方向演变，可能成为强有力的抗癌生药。

・常用单方・

方一　牛蒡子适量

【用法】取上药，炒熟，研成细粉，过筛储存备用。2～5岁儿童每次服1克，6～9岁儿童每次服1.5克，10～15岁儿童每次服2克，成人每次服3克。每天3次，饭后用温开水送服，共服2天。流行期间，除服药预防外，仍应注意控制传染源，切断传播途径等。

【功能主治】疏风清热解毒。主治猩红热。

【疗效】据记载，应用本方预防猩红热，经临床观察344例，发病者7例；服药后12天内未发病者337例，占98%。一般在接触病者3天内服药预防效果较佳，6天后服药预防效果不佳。如再次接触病者需重新再服1次。服药中未发现不良反应。

【来源】录自《中药大辞典》

方二　炒牛蒡子200克

【用法】炒牛蒡子200克，研细末去皮，每日3次内服，每次3～5克。

【功能主治】疏散风热，解毒散结。治疗扁平疣。

【疗效】治疗14例扁平疣患者均获痊愈。

【来源】四川中医，1999.17（9）：32

方三　牛蒡子适量

【用法】将牛蒡子粉碎，过80目药筛备用，使用前将牛蒡子粉经微波炉灭菌加温至熟，用食用包装纸分装成小袋，每小袋3克，储藏备用。治疗时用牛蒡子冲剂治疗，3～6岁每次1/2袋～2/3袋，7～13岁每次2/3袋～1袋，每日2～3次。温开水冲服或吞服，也可加糖冲服或拌服。5天为1疗程，1疗程不愈者可连用2～3疗程。

【功能主治】疏散风热、消炎排脓。治疗小儿慢性鼻窦炎。

【疗效】治疗48例。1疗程痊愈10例（20.83%），显效13例（27.08%），有效25例（52.08%），无效0例。1疗程未愈病例经2～3疗程治疗，多获痊愈或显效，只有2例仍感觉有少许黏稠鼻涕未排尽，随着脓性鼻涕消失，慢性咳嗽及咯痰均自然消失。

【来源】交通医学，2003. 17（3）：310

菊花

【来源】本品为菊科多年生草本植物菊的头状花序。

【别名】节华、金精、甘菊、真菊、金蕊、家菊、馒头菊、簪头菊、甜菊花、药菊等。

【处方用名】菊花、白菊花、甘菊花、滁菊花、亳菊花、杭白菊、黄菊花、杭菊花。

【用法用量】煎服，10～15克。

【产地采收】由于产地、花色及加工方法的不同，又分为白菊花、杭菊花、滁菊花。主产于浙江、安徽、河南和四川等地。花期采收，阴干生用。以花朵完整、颜色鲜艳、气清香、无杂质者为佳。

【炮制研究】菊花一般生用。炮制方法：拣净叶梗、花柄及泥屑杂质。

【性味归经】辛、甘、苦，微寒。归肺、肝经。

【功能主治】疏散风热，平肝明目，清热解毒。用于风热感冒、发热头痛、目赤昏花、眩晕惊风、疔疮肿毒等。

【现代研究】本品含挥发油，油中为龙脑、樟脑、菊油环酮等，此外，尚含有菊苷、腺嘌呤、胆碱、水苏碱、微量维生素A、氨基酸及刺槐素等。1∶1～1∶5菊花水浸剂或煎剂，对金黄色葡萄球菌、多种致病性杆菌及皮肤真菌均有一定抗菌作用；高浓度时，对流感病毒PR3和钩端螺旋体也有抑制作用。菊花制剂有扩张冠状动脉，增加冠脉血流量，提高心肌耗氧量的作用，并具有降压作用，还能抑制毛细血管通透性而有抗炎作用。

· 常用单方 ·

方一　杭菊花适量

【用法】每天取上药20克，用开水1000毫升冲泡，分3次饮用，连服2个月为1个疗程。或代茶常年饮用。

【功能主治】平肝清热、疏风止痛。主治偏头痛、失眠。

【疗效】应用本方治疗32例，治愈23例，有效9例。显效时间最短半个月，最长2个月。有6例坚持每天代茶饮用，治愈了多年的失眠症，有3例病人的高血压好转。

【来源】河南中医，1995.（4）：234

方二　白菊花300克

【用法】取上药水煎2次，将药液合并浓缩至500毫升。每次服25毫升，每天2次，2个月为1个疗程。

【功能主治】扩冠降压。主治：冠心病、心绞痛。症见心悸、胸闷，甚则心前区疼痛、心慌气急、头晕头痛、四肢麻木等。

【疗效】应用本方治疗61例，缓解心绞痛的总有效率为80%，改善心电图的总有效率为45.09%，有2/3的病人于20天内心绞痛缓解或消失。30例合并高血压的患者，有19例血压降低。

【来源】录自《中药新用》

方三　菊花30克

【用法】取上药，放入30度的白酒100毫升内，浸3天后去渣，浸出液可加适量开水、白糖顿服。每天1次，连服3天为1个疗程。停药观察3天，若无效再开始第2个疗程。

【功能主治】解毒消疣。主治寻常疣。

【疗效】应用本方治疗数十例，疗效颇佳。

【来源】福建中医药，1985.（1）：36

方四　菊花30克

【用法】取上药，猪心1只。将菊花塞入猪心内，加水适量，不用佐料，文火慢煲熟透为宜。去渣吃肉喝汤，每3天吃1次。

【功能主治】清肝明目。主治中心性视网膜脉络膜炎。

【疗效】应用本方治疗本病多例，一般3～5次可愈。

【来源】新中医，1990.（5）：38

柴胡

【来源】为伞形科多年生草本植物柴胡（北柴胡）和狭叶柴胡（南柴胡）的根或全草。

【别名】地熏、茹草、柴草等。

【处方用名】柴胡、北柴胡、硬柴胡、南柴胡、细柴胡、软柴胡、醋炒柴胡、鳖血炒柴胡。

【用法用量】水煎服，3~10克；或入丸、散服用。

【产地采收】北柴胡主产于辽宁、甘肃、河北、河南等地；南柴胡主产于湖北、江苏、四川等地。春、秋挖取根部，去净茎苗、泥土，晒干。以根条粗长、皮细、支根少者为佳。

【炮制研究】生用或醋炙用。和解退热宜生用，疏散肝郁宜醋炙，骨蒸痨热当用鳖血拌炒。

【性味归经】苦、辛，微寒。归肝、胆经。

【功能主治】疏散退热，疏肝解郁，升阳举陷。用于寒热往来，感冒发热；肝郁气滞，月经不调，胸胁疼痛；气虚下陷，久泻脱肛（善治气虚下陷神倦发热，食少便溏，久泻脱肛，胃、子宫下垂等症）。另外，本品还可退热截疟，又为治疗疟疾寒热的常用之品，常与黄芩、常山、草果等同用。

柴胡性升散，古人有"柴胡劫肝阴"之说，若肝阳上亢，肝风内动，阴虚火旺及气机上逆者忌用或慎用。

【现代研究】柴胡根含α-菠菜甾醇、春福寿草醇及柴胡皂苷，另含挥发油等。狭叶柴胡根含皂苷、挥发油、柴胡醇、春福寿草醇、α-菠菜甾醇。柴胡具有镇静、安定、镇痛、解热、镇咳等广泛的中枢抑制作用；柴胡及其有效成分柴胡皂苷有抗炎作用；柴胡皂苷又有降低血浆胆固醇作用；柴胡有较好的抗脂肪肝、抗肝损伤、利胆、降转氨酶作用；柴胡煎剂对结核杆菌有抑制作用；柴胡挥发油还有抗感冒病毒作用，还有增强机体免疫的作用。

· 常用单方 ·

方一　柴胡注射液2毫升

【用法】用北柴胡的干燥根，以蒸馏法制成注射液，每安瓿2毫升，相当于原生药2克，备用。取上述柴胡注射液肌肉注射，每次2毫升，每日2次。

【功能主治】解表退热。治疗上呼吸道感染。

【来源】录自《常用中药八百味精要》

方二 **柴胡注射液2毫升**

【用法】柴胡注射液肌注（每毫升相当于含原生药1克），每次2毫升，每日2次（10岁以上首剂3毫升）。

【功能主治】解表退热。治疗流行性腮腺炎。

【来源】新中医，1986.18（6）：14

桉叶

【来源】桉叶为桃金娘科植物蓝桉的叶。

【别名】灰杨柳、玉树、小球核桃、蓝油木、杨草果桃、灰叶桉等。

【处方用名】桉叶。

【用法用量】内服：煎汤，3～10克。外用：煎水洗、研粉撒或熬膏敷。

【产地采收】我国南部及西南部各地都有栽培。主产四川、云南、广东、广西等地。全年可采，折取其叶，阴干或鲜用。

【性味归经】苦、辛凉。主入肺、大肠经。

【功能主治】疏风清热、宣肺止咳、清热解毒、祛风止痒。适用于风热感冒、发热无汗、咳嗽，或温病初起有表证，或湿热泻痢、热毒疮痛疖肿、咽喉肿痛、水火烧烫伤、疥癣湿疹、皮肤瘙痒、丝虫病、钩虫病等。

【不良反应】曾有报道桉叶油中毒29例，其中7例死亡。致死量最小的仅3.5毫升，但也有服至30毫升而得以恢复者。中毒症状为上腹部烧灼感、恶心、呕吐、眩晕、乏力、皮肤苍白或青紫、四肢发冷、脉搏细数、昏沉欲睡，甚至谵妄、惊厥。病人呼气中有强烈的桉叶油气味，可持续1～2天，有时尿、粪中也有气味。部分敏感患者常用量亦可引起皮炎。

【现代研究】现代研究表明，桉叶含挥发油0.92%～2.89%，其主要成分是1.8-桉叶素、蒎烯、香橙烯、枯醛、松香芹醇和1-乙酰-4-异丙叉环戊烯等。又含芸香苷、槲皮苷、槲皮素，还分出桉树素。有抗菌、祛风、镇痛、驱钩虫和局部麻醉等作用。桉叶的水提取液能抑制金黄色葡萄球菌及副伤寒杆菌的氧消耗及其琥珀酸脱氢酶活性。蓝桉中提出的桉叶油在6%以上的浓度试管内能抗结核杆菌，用于10余例肺结核患者（吸入或气管滴入），亦有一定疗效。蓝桉叶浸剂和桉叶油可作为吸入剂用于呼吸系疾患，特别是上呼吸道感染；慢性支气管患者内服后有祛痰作用，哮喘时既可内服又可吸入。

· 常用单方 ·

方一　鲜桉叶适量

【用法】取上药，成人20片（约2.5克），15岁以下小儿15片，水煎2次，第1次加清水500毫升，煎至250毫升，于疟疾发作前1～2小时顿服；第2次再用清水500毫升，煎至250毫升，于疟疾发作后4小时内服，每天1剂。可根据疟疾控制情况，连服3～5天。

【功能主治】解毒截疟。主治疟疾。

【疗效】应用本方治疗52例，服药第1天控制症状者30例，第2天控制症状者13例，第3天控制症状者4例，但有5例未能控制症状；在治疗过程中有4例患者的疟原虫未转阴，其余48例经血检转阴。

【来源】赤脚医生杂志，1976.（6）：21

方二　桉叶适量

【用法】取上药，洗净，加水煎煮，滤液浓缩成糊剂，备用。治疗时先用艾叶煎水洗涤疮面后，外涂本方，隔天换药1次。

【功能主治】解毒敛疮。主治下肢溃疡。

【疗效】应用本方治疗16例，一般用药4次见效，7次痊愈，仅有1例无效。

【来源】浙江中医杂志，1985.20（1）：20

方三　大叶桉叶1000克

【用法】取上药，加水煎熬浓缩至10%溶液。用纱布湿敷患处，每天3次，每次1～2小时。

【功能主治】解毒止痛。主治带状疱疹。

【疗效】据柳州铁路中心医院内科报道，应用本方治疗5例，效果明显，均于3～4天后疱疹干燥结痂脱落。

【来源】中草药通讯，1974.（3）：65

方四　鲜大叶桉叶25克

【用法】取上药，加水过药面，蒸馏得150毫升，每100毫升加氯化钠

0.9克，装瓶消毒，备用。每天滴眼4次。

【功能主治】消炎止痛。主治传染性结膜炎。

【疗效】应用本方治疗63例，收到满意效果。一般1~4天治愈。

【来源】新医学，1972.（1）：30

方五　鲜桉叶适量

【用法】取上药，用水冲洗干净，以1000克桉叶加水2000毫升的比例用大锅煎熬成1：1煎剂，去渣，置冰箱保存。每次20毫升，每天3次，口服。

【功能主治】清热解毒、利咽消肿。主治急性扁桃体炎。

【疗效】应用本方治疗62例，治愈率为93.5%。平均3~6天治愈。

【来源】福建中医药，1959.（5）：81

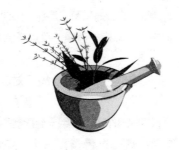

第二章

清热药与土单方

凡以清解里热为主要作用的药物，称为清热药。

清热药一般药性寒凉，主要用于热病高热、痢疾、痈肿疮毒以及目赤肿痛、咽喉肿痛等呈现出的各种里热证候，即《内经》所说"热者寒之"的意义。根据各药的专长，分为下列五小类。

1.清热泻火药：能清气分热，对气分实热症，有泄热的作用。

2.清热燥湿药：药性寒凉，偏于苦燥，有清热化湿的作用，可用于湿热病症。

3.清热凉血药：专入血分，能清血分热，对血分实热有凉血清热作用。

4.清热解毒药：有清热解毒作用，常用于治疗各种热毒的病症。

5.清虚热药：能清虚热、退骨蒸，常用于午后潮热，低热不退等症。

清热药性属寒凉，多服、久服损伤阳气，故对于阳气不足，或脾胃虚弱者须慎用，如遇真寒假热的证候，当忌用。

清热药应用注意事项：

1.清热药品种繁多，性能各异，在应用时必须根据热证类型及邪热所在部位，选择相适应的清热药进行治疗。

2.清热药又必须根据兼夹病症予以适当配伍，如表邪未尽里热又盛，可配解表药同用；湿热者可配利水渗湿药；热盛里实者可配攻下药；热盛动风者，可配息风药；热入心包、神志昏迷者，可配开窍药；血热妄行者可配止血药；邪热伤阴者可配养阴药等。此外，如里热气血两燔，又可清气凉血相兼同用。

3.清热药必须中病即止，不可多服久服，以免伤阳；苦寒燥湿药又可能伤阴，应予慎用。

4.清热药应用时，必须视病情轻重及药物质地，斟酌用量，并注意用法。

一、清热泻火药与土单方

石膏

【来源】本品为硫酸盐类矿物硬石膏族石膏，主要含水硫酸钙。采挖后，除去泥沙及杂石。

【别名】又名细理石、白虎等。

【处方用名】生石膏、煅石膏。

【用法用量】15～60克，水煎服。入汤剂宜先煎。

【产地采收】主产于湖北、安徽、甘肃、四川、山东等地。生石膏洗净，干燥，打碎，除去杂石，粉碎成粗粉。

【炮制研究】生石膏为含水硫酸钙，加热至80℃～90℃开始失水，至225℃时可全部脱水转化成为煅石膏，其物理性状等已不同于石膏，应属长石（硬石膏）的性状，但化学成分无变化。生、煅石膏粉末中无机元素含量以煅石膏为多，而水溶液中溶出的无机元素含量则以生石膏为高。溶出率随结晶水的减少而减少。生石膏能微溶于水，在盐酸溶液中溶解度增大，说明在体温和胃酸的环境下能增加石膏的溶解度。

【性味归经】甘、辛、大寒，归肺、胃经。

【功能主治】清热泻火，除烦止渴。用于外感热病、高热烦渴、肺热喘咳、胃火亢盛、头痛、牙痛。脾胃虚寒及血虚、阴虚发热者忌服。

【不良反应】过敏反应：有个别病例用石膏绷带固定后出现接触性皮炎，皮肤有瘙痒及灼热感，并见弥漫性红斑及粟粒状丘疹。

【现代研究】石膏有解热作用，小剂量对心脏有兴奋作用，大剂量有抑制作用。另外，石膏还有扩张血管和缩短血凝时间等作用。石膏能提高肌肉和外周神经兴奋性。石膏能增强平滑肌功能和提高肌体的免疫能力。

·常用单方·

方一 生石膏粉500克

【用法】取上药，加桐油150毫升，盛于干净器皿内，反复搅拌，调和成面团状备用。确诊患者，可立即将桐油石膏调和剂直接敷于腹部。单纯性阑尾炎以麦氏点（即肚脐与骨盆右侧前突出点连线的中外1/3交界处）为中心敷药，敷药面应超过压痛范围以外5~10厘米；化脓性阑尾炎一般应超过压痛范围5~10厘米；形成弥漫性腹膜炎的患者，外敷范围上平剑突，两侧至腋中线，下至耻骨联合，敷药厚度均以2厘米为宜，敷药后用塑料薄膜及布料分层包裹。每24小时更换1次，连续使用，直至患者基本痊愈后，仍继续使用3~5天。敷药同时，可根据病情配合西药对症处理。

【功能主治】解毒消炎。主治阑尾炎。

【疗效】应用本方治疗220例，有效率达91%。

【来源】中西医结合杂志，1988.8（9）：569

方二 生石膏250克

【用法】取上药，研为细末，加桐油100毫升，调成糊状。均匀地敷于患处，包扎，每天换药1次。如有溃破须将伤口敷平。换药时先用15%的温盐开水洗净患处。冬季桐油黏稠，需与生石膏粉多次搅拌，切勿加热熔化，以免变质影响疗效和引起急性皮炎。

【功能主治】清热活血。主治血栓闭塞性脉管炎。

【疗效】应用本方治疗本病有效，对破溃者效果尤佳。

【来源】上海中医药杂志，1984.（2）：23

方三 生石膏适量

【用法】取上药，研为细粉，与桐油按3：1调成桐油石膏糊。外敷，每天换药1次。

【功能主治】消炎止痛。主治急性外科炎症。

【疗效】应用本方治疗外科急性症浸润期、淋巴结炎、蜂窝组织炎、丹毒等共126例，疗效满意。此法可避免切开引流，但已成脓或局部有溃疡者不宜用。

【来源】中华外科杂志，1960.
（4）：366

方四 生石膏粉150克

【用法】取上药，与鲜白萝卜50克
（黄瓜亦可）一起捣烂成糊。外敷关
节及肌肉扭伤、趾骨骨折血肿等患处
12~24小时，必要时可重复用药。

【功能主治】消肿止痛。主治急性
扭、挫伤。

【疗效】应用本方治疗踝关节扭
伤、腕关节扭伤等共15例，敷药
后30~240分钟疼痛减轻或消失，
敷1~8次治愈。但有血肿者需较
长时间。

【来源】福建中医药，1981.（4）：5

方五 生石膏粉适量

【用法】将上药装入纱布袋内，均
匀地撒布在患处。

【功能主治】消炎止痛、生肌敛
疮。主治烧伤。

【疗效】应用本方治疗53例，治愈
51例。此法能减少分泌物渗出，
促进结痂，防止感染，加速创面
愈合。

【来源】福建中医药，1960.（6）：

栀子

【来源】本品为茜草科植物栀
子的干燥成熟果实。

【处方用名】山栀、栀子、黄
栀子、炒栀子、焦栀子、栀子炭。

【用法用量】6~9克水煎服。
外用生品适量，研末调敷。

【产地采收】主产于湖南、
江西、湖北、浙江、福建等地。
9~11月果实成熟呈红黄色时采
收，除去果梗及杂质，蒸至上气或
置沸水中略烫，取出，干燥。

【炮制研究】生品以泻火利
湿凉血解毒力强。但栀子苦寒之性
较强，易伤中气且对胃有一定的刺
激性，脾胃虚弱者易致恶心，炒后
可缓和苦寒之性消除不良反应。炒
栀子与焦栀子功用相似，均能清热
除烦，炒栀子比焦栀子苦寒之性略
强，一般热较盛者可用炒栀子，脾
胃较虚弱者用焦栀子。栀子炭偏于
凉血止血，多用于吐血、咯血、尿
血、崩漏等出血症。

【性味归经】苦、寒，归心、
肺、三焦经。

【功能主治】泻火除烦，清

热利尿，凉血解毒。用于热病心烦、黄疸、尿赤、血淋涩痛、血热吐衄、目赤肿痛、火毒疮疡；外治扭挫伤痛。焦栀子凉血止血。用于血热吐衄，尿血崩漏。脾虚便溏者忌服。

【现代研究】栀子煎剂及醇提取液有利胆作用，能促进胆汁分泌并能降低血液中胆红素，可促进血液中胆红素迅速排泄。对溶血性链球菌和皮肤真菌有抑制作用。有解热、镇痛、镇静、降压及止血作用。

・常用单方・

方一 栀子适量

【用法】取上药，加水煎煮3次，将每次所得的药汁合并，浓缩制成50%或10%的煎剂，饭后服用，每天3次。10%的煎剂，每次服10毫升，以后逐渐递增到50毫升；50%的煎剂，每次服10～15毫升。

【功能主治】清热利湿、利胆退黄。主治急性黄疸型肝炎。

【疗效】应用本方治疗19例，痊愈7例，接近痊愈10例，2例无效。

【来源】第二军医大学学术资料汇编，1962.（14）：14

方二 生栀子30～50克

【用法】取上药，研为细末，用鸡蛋清1个、面粉和白酒适量，调成糊状，贴在扭伤部位，用草纸或棉垫、布料覆盖，绷带固定。于扭伤当天敷药后休息，次晨取掉，不必辅用其他疗法。

【功能主治】消肿止痛。主治扭、挫伤。

【疗效】应用本方治疗300例，经1次治愈者298例，情况不详者2例。一般敷药次晨即可消肿止痛，个别患者局部留有少许瘀斑，数天后可自行消失。本方对陈旧性损伤治疗较差，2～5天内扭伤者效果较佳。有骨折者当另作处理。

【来源】四川中医，1988.（2）：44

方三 栀子40～60克

【用法】取上药，加水煎汤。1次顿服。

【功能主治】清热解毒。主治闹羊花（又称洋金花）中毒。

【疗效】应用本方治疗3例，均获痊愈。

【来源】四川中医，1983.（4）：56

方四 生栀子9克

【用法】取上药，研碎，浸入70%的酒精或白酒中，浸泡30～60分钟，取浸泡液与适量的面粉和匀，做成4个如5分钱币大小的面饼。睡前贴压于患儿的双侧涌泉穴和双侧内关穴，外包纱布并用胶布固定，次晨取下，以局部皮肤呈青蓝色为佳。

【功能主治】清热泻火、凉血解毒。主治小儿发热。

【疗效】应用本方治疗50例，均获痊愈。其中治疗1次退热者22例，2次退热者18例，3次退热者10例。

【来源】陕西中医，1991.（1）：554

决明子

【来源】豆科一年生草本植物决明或小决明的成熟种子。

【别名】千里光、马蹄决明、草决明。

【处方用名】决明子、炒决明子、草决明。

【用法用量】水煎服，9～15克。

【产地采收】主产于安徽、广西、四川、广东等地，我国南北各地均有栽培。秋季采收，晒干，打下种子，除去杂质，生用或炒用。

【炮制研究】生决明子长于清肝热，润肠燥，常用于目赤肿痛、大便秘结。炒制以后寒泻之性减弱，并能提高煎出效果，有平肝养肾之功，可用于头痛、头晕、青盲内障。高血压头痛、头晕，可用决明子炒黄，水煎代茶饮。

【性味与归经】甘、苦、咸，微寒，归肝、肾、大肠经。

【功能与主治】清肝明目，润肠通便。用于目赤目暗，肠燥便秘。气虚便溏者不宜应用。

【现代研究】决明子含多种蒽醌类成分，主要有大黄酚、大黄素、大黄酸、大黄素甲醚、决明素等，并含有维生素A。决明子能降低血脂，抑制血清胆固醇的升高和主动脉粥样硬化斑块的形成。有降血压和抗菌作用。对细胞免疫有抑制作用，而对巨噬细胞的吞噬功能有增强作用。此外，尚有泻下、利尿及收缩子宫等作用。

· 常用单方 ·

方一 决明子适量

【用法】每天取上药20克，用开水

500毫升冲泡后代茶饮用。

【功能主治】降血脂。主治高脂血症。

【疗效】在基本不改变饮食习惯和不加其他降脂药的情况下，应用本方治疗24例，取得明显疗效。可使高胆固醇和高甘油三酯显著下降。

【来源】辽宁中医杂志，1991.18（7）：29

方二　决明子适量

【用法】取上药炒，再将其打碎，备用。每次取10~15克，水煎10分钟左右，冲入蜂蜜20~30克搅拌，每晚1剂，或早晚分服，亦可当茶饮。

【功能主治】泻下通便。主治习惯性便秘。

【疗效】应用本方治疗16例，治愈12例，有效4例。

【来源】辽宁中医杂志，1983.（6）：33

方三　生草决明300克

【用法】每次取上药25~50克，开水冲泡，代茶饮用。或研成粉末，每次25克，每天2次，开水冲服。

【功能主治】软坚散结。主治男性乳房发育症。

【疗效】应用本方治疗12例，均于35天内痊愈。

【来源】浙江中医杂志，1993.（9）：415

方四　决明子25~100克

【用法】根据病情轻重和体质强弱取上药，每天1剂，水煎服。

【功能主治】软坚消肿。主治急性乳腺炎。

【疗效】应用本方治疗8例，均于3天内痊愈。

【来源】山东中医杂志，1983.（6）：38

二、清热燥湿药与土单方

黄芩

【来源】本品为唇形科植物黄芩的干燥根。

【别名】山茶根子、黄金茶根、腐肠。

【处方用名】黄芩、淡黄芩、子芩、炒黄芩、酒芩、黄芩炭。

【产地采收】主产于河北、山西、内蒙古、辽宁、吉林等地。春、秋二季采挖，除去须根及泥沙，晒后撞去粗皮，晒干。

【炮制研究】生黄芩清热泻火解毒力强。酒制入血分，并可借黄酒升腾之力，用于上焦肺热及四肢肌表之湿热，同时因酒性大热，可缓和黄芩的苦寒之性，以免伤害脾阳，导致腹痛。黄芩炭清热止血为主，用于崩漏下血，吐血衄血。

【性味归经】苦，寒，归肺、胆、脾、大肠、小肠经。

【功能主治】清热燥湿、泻火解毒、止血、安胎。用于湿温、暑温、胸闷、呕恶、湿热痞满、泻痢、黄疸、肺热咳嗽、高热烦渴、血热吐衄、痈肿疮毒、胎动不安。

【用法用量】3~9克，水煎服。

【现代研究】现代研究表明，黄芩主含黄芩苷、黄芩素、汉黄芩素、汉黄芩苷、黄芩新素等5种黄酮类成分。有较为广谱的抗菌作用，对流感病毒亦有一定的抑制作用。有抗变态反应、抗炎和解热作用。还有一定的镇静作用，以及有明显的降血压、降血脂作用。可以增加胆汁的排泄量，对离体小肠痉挛有解痉作用。此外，尚有解毒、抗癌、抗氧化等作用。

·常用单方·

方一 **黄芩30～40克**

【用法】取上药，加水煎成200～400毫升。分次频服。

【功能主治】清热安胎止吐。主治妊娠呕吐。

【疗效】应用本方治疗274例，有效率达97.45％。

【来源】新中医，1993.（12）：47

方二 **生黄芩适量**

【用法】取上药，选里外坚实、色黄微绿者（即子芩），整条洗净，刮去皮，用米泔水浸泡一夜，次日炙干。如此浸炙7次，然后研为细末，用醋糊为丸如绿豆大，晾干，装瓶备用。每天取70丸，分早晚各服1次，空腹温开水送下。

【功能主治】清热调经。主治妇女更年期月经紊乱。

【疗效】应用本方治疗42例，有效率达95％。

【来源】四川中医，1992.（4）：35

方三 **黄芩3～5克**

【用法】取上药，加水煎服，每天1剂。或取上药适量，加水煎煮

2次，合并滤液，浓缩制成浓度为50％的黄芩煎液，1岁以下小儿日服6毫升，1岁以上小儿日服8～10毫升，5岁以上小儿酌情加量，皆分3次服。

【功能主治】清热解毒。主治急性呼吸道感染。

【疗效】应用本方治疗63例，总有效率为80.9％。3天内体温大多恢复正常，症状消失时间多为4天。

【来源】江西医药，1961.（11）：16

黄连

【来源】本品为毛茛科植物黄连的干燥根茎。

【别名】川黄连、雅连、味连、支连等。

【处方用名】黄连、川连、鸡爪黄连。

【用法用量】水煎服2～5克，外用适量。

【产地采收】1.黄连：产于湖北、湖南、陕西、四川、贵州等地。

2.短萼黄连：产于江苏、安徽、浙江、江西、福建、广东、广西等地。

3.三角叶黄连：栽培于四川

西部。

4.云南黄连：分布于云南西北部，西藏南部。

秋季采挖，除去须根及泥沙，干燥，撞去残留须根。

【性味归经】苦，寒，归心、脾、胃、肝、胆、大肠经。

【功能主治】清热燥湿、泻火解毒。用于湿热痞满、呕吐、泻痢、黄疸、高热神昏、心火亢盛、心烦不寐、血热吐衄、目赤吞酸、牙痛、消渴、痈肿疔疮；外治湿疹、湿疮、耳道流脓。酒黄连善清上焦火热，用于目赤、口疮。姜黄连清胃和胃止呕，用于寒热互结、湿热中阻、痞满呕吐。萸黄连舒肝和胃止呕，用于肝胃不和、呕吐吞酸。

阴虚烦热，胃虚呕恶，脾虚泄泻，五更泄泻者慎服。

【不良反应】婴儿口服黄连可引起黄疸。

【现代研究】黄连含小檗碱、黄连碱、甲基黄连碱、掌叶防己碱、非洲防己碱等生物碱，有广谱抗病原微生物及抗原虫作用。有明显的解热作用。能改善心肌缺血，有明显的降压作用。有抗癌活性

及抗溃疡、抗腹泻、抑制胃液分泌的作用。还可降低血糖、降低血清胆固醇、提高机体的非特异性免疫功能。

·常用单方·

方一 黄连适量

【用法】取上药，磨成黄连粉内服，每次0.6克，每天4~6次。

【功能主治】清肺解毒。主治大叶性肺炎。

【疗效】应用本方共观察23例，其平均退热天数为2.9天。

【来源】中华内科杂志，1959.7（9）：898

方二 小檗碱适量

【用法】取上药。每次300毫克，每天3次，口服，3个月为1个疗程。

【功能主治】抗痨杀虫。主治肺结核。

【疗效】应用本方治疗30例，咳嗽、咯血、发热等症状全部消失，排菌者转阴率为83.3%，X线摄片病灶吸收好转。

【来源】中国防痨，1959.2（4）：28

方三 黄连适量

【用法】取上药及白糖各500克,食醋500毫升,山楂片1000克,加开水4000毫升,混合浸泡7天,即可服用。每天3次,每次50毫升,饭后服。

【功能主治】清胃和中。主治萎缩性胃炎。

【疗效】应用本方治疗24例,除1例因坏死性胃炎死亡外,其余均坚持服药50～90天。胃镜复查,其中21例胃黏膜萎缩性病变消失,2例由萎缩性胃炎转为浅表性胃炎,胃液分析空腹总酸度、游离酸度均达正常范围,随访1～5年无1例复发。

【来源】中医杂志,1986.(9):401

方四 小檗碱适量

【用法】取上药。每次0.4克,每天3次,口服,连服1～3月为1个疗程。

【功能主治】清胃泻火、降糖止渴。主治2型糖尿病。

【疗效】应用本方治疗30例,除5例效果不明显外,其余25例病人的血糖均在1～3周内逐步下降,血清胰岛素较治疗前显著上升,"三多一少"症状消失,体力增加。

【来源】河北中医,1990.12(3):10

方五 黄连10克

【用法】取上药,用开水250毫升浸泡,冷却备用。洗净患脚,用消毒棉签蘸药液搽之,每天早晚各1次。如有剧痒,可用药液棉签擦洗,不得以手指乱搔。治疗期间,必须保持患处清洁干燥,不穿胶鞋,多穿布底鞋。

【功能主治】燥湿止痒。主治脚湿气。

【疗效】应用本方治疗23例,治愈22例,显效1例。用药时间5～11天。

【来源】湖北中医杂志,1988.(2):56

黄柏

【来源】本品为芸香科植物黄皮树"关黄柏"或黄檗的干燥树皮。前者习称"川黄柏",后者习称"关黄柏"。

【别名】黄檗、檗木。

【处方用名】黄柏、川黄柏、盐黄柏、酒黄柏、黄柏炭。

【用法用量】3～12克,水煎服。外用适量。

【产地采收】"川黄柏"主产于四川、贵州、湖北、云南等地。"关黄柏"主产于辽宁、吉林、河北等地。剥取树皮后，除去粗皮，晒干。

【性味归经】苦、寒，归肾、膀胱经。

【功能主治】清热燥湿，泻火除蒸，解毒疗疮。用于湿热泻痢、黄疸、带下、热淋、脚气、骨蒸劳热、盗汗、遗精、疮疡肿毒。盐黄柏滋阴降火，用于阴虚火旺、盗汗骨蒸。

本品苦寒，易伤胃气，故脾胃虚寒者忌用。

【现代研究】黄柏主要含小檗碱、药根碱、黄柏碱、N-甲基大麦芽碱等。对金黄色葡萄球菌、溶血性链球菌、大肠杆菌、钩端螺旋体、致病性皮肤真菌等均有不同程度的抑制作用。可兴奋心肌，增加其收缩力。有降血压、抗心律失常、镇咳祛痰、抗溃疡作用。能增强白细胞的吞噬作用而加强机体的防御机能。此外，尚有抗炎、抗毒素、解热等作用。

· 常用单方 ·

方一 黄柏适量

【用法】取上药，用清水洗净切碎，晒干研粉，用10%酒精泛丸。每次服4克，每天2次，7天为1个疗程。

【功能主治】清热燥湿止痢。主治慢性细菌性痢疾。

【疗效】应用本方治疗40例，均获痊愈。多数病人在2个疗程内治愈。

【来源】中医杂志，1959.（8）：23

方二 黄柏30克

【用法】取上药，用清水洗净，加水200毫升，煎取50毫升。将脚洗净，用浸过药液的脱脂棉将患趾四周包裹，外用塑料薄膜包扎，胶布固定。

【功能主治】消炎止痛。主治甲沟炎。

【疗效】应用本方治疗本病有效，一般经包扎2天即可痊愈。

【来源】山东中医杂志，1991.（2）：56

方三 黄柏50克

【用法】取上药，放入食用醋精200毫升中浸泡6~7天，纱布过滤，滤液分装于5毫升小瓶中备用。用时将患处用温水洗净，用竹签蘸药液点搽患处。涂药部位呈灰白色，这是该药中高浓度醋精的脱水作用，使患部萎缩，加之角质剥落溶解的协同作用，使患处苔藓样鳞屑脱落。如连用1~2周，苔藓样鳞屑脱落、结痂，新的皮肤长出，即为痊愈。

【功能主治】清热燥湿、解毒疗疮。主治神经性皮炎。

【疗效】应用本方治疗36例，痊愈19例，显效12例，好转4例，无效1例。

【来源】中医外治杂志，1995.（1）：8

龙胆草

【来源】本品为龙胆科植物条叶龙胆的干燥根及根茎。

【别名】龙胆、龙须草、山龙胆、苦草。

【处方用名】龙胆草、苦胆草、龙胆、胆草、酒龙胆。

【用法用量】3~6克，水煎服。

【产地采收】全国各地均有分布，春、秋二季采挖，洗净，干燥。

【炮制研究】龙胆草酒炙后，能缓和其苦寒之性，引药上行，如用于肝胆实火所致的龙胆泻肝汤。

【性味归经】苦，寒，归肝、胆经。

【功能主治】清热燥湿，泻肝胆火。用于湿热黄疸、阴肿阴痒、带下、强中、湿疹瘙痒、目赤、耳聋、胁痛、口苦、惊风抽搐。

脾胃虚弱，大便溏泻及无湿热实火者忌服。

【不良反应】神经系统：高热、神志不清、二便失禁、四肢弛缓性瘫痪、腱反射消失。

消化系统：恶心呕吐、腹痛、腹泻、严重者可出现肠麻痹。

心血管系统：心律减慢、血压下降。

【现代研究】本品含龙胆苦苷、龙胆三糖、龙胆碱、龙胆黄碱等。具有保肝、利胆作用，能减轻肝组织坏死和细胞变性，能显著增加胆汁的流量。有健胃作用，能促进胃液及游离盐酸的分泌。还有明显的利尿和降压作用，以及有抗炎、抗过敏、抗菌作用。此外尚有镇静、抗惊厥作用。

· 常用单方 ·

方一 龙胆草15克

【用法】取上药，洗净，加水250

毫升煎后取煎液，加适量氯化钠洗眼，每天3~4次。

【功能主治】清肝泻火。主治急性结膜炎。

【疗效】应用本方治疗89例，其中85例用药1~2天痊愈，仅4例无效。

【来源】新医药学杂志，1974.（8）：374

苦参

【来源】本品为豆科植物苦参的干燥根。

【别名】野槐、山槐、地参、苦骨、地槐根。

【处方用名】苦参。

【用法用量】常用量4.5~9克，水煎服。外用适量，煎汤洗患处。

【产地采收】主产于山西、河南、河北等地，其他大部分地区亦产。春、秋二季采挖，除去根头及小支根，洗净，干燥，或趁鲜切片，干燥。

【炮制研究】除去残留根头，大小分开，洗净，浸泡至约六成透时，润透，切厚片，干燥。

【性味归经】苦，寒，归心、肝、胃、大肠、膀胱经。

【功能主治】清热燥湿、杀虫、利尿。用于热痢、便血、黄疸尿闭、赤白带下、阴肿阴痒、湿疹、湿疮、皮肤瘙痒、疥癣麻风，外治滴虫性阴道炎。不宜与藜芦同用。

【现代研究】苦参含苦参碱、氧化苦参碱、羟基苦参碱等多种生物碱。此外，尚含苦参醇等多种黄酮类。具有减慢心率、抗心肌缺血、抗心律失常、降血压、平喘、祛痰、镇静、解热、抗炎、镇痛等作用。对多种病原菌有较明显的抑制作用，能抑制免疫、升高白细胞，还有利尿和抗肿瘤作用。

· 常用单方 ·

方一　苦参适量

【用法】取上药，研为细粉，装瓶备用。每次1克，每天4次，口服。

【功能主治】清热燥湿止痢。主治急性细菌性痢疾。

【疗效】应用本方治疗33例，痊愈32例，仅1例无效。

【来源】中草药通讯，1977.（2）：30。

方二 苦参500克

【用法】上药加冷水1000毫升，泡12～20小时，煎1小时，取汁400～600毫升；加水1000毫升，煎取300～500毫升，再加水1000毫升，煎取500毫升。将3次煎汁混合，浓缩成1000毫升，加糖适量。成人每次20毫升，小儿每次5～15毫升，睡前1次口服。

【功能主治】清心安神。主治失眠。

【疗效】据重庆红十字会医院儿科报道，应用本方治疗101例，有效率达95%。本方对感染性疾病引起的失眠效果较好。

【来源】中草药通讯，1979.（2）：38

方三 苦参300克

【用法】取上药，加冷水1000毫升，煎煮取汁500毫升，如法再煎2次。将3次煎汁混合，浓缩成1000毫升，加单糖浆适量调味，装瓶备用。每次50毫升，每天上下午各服1

次，连服2～4周。

【功能主治】宁心复脉。主治期前收缩。

【疗效】应用本方及苦参片剂治疗频发室性早搏32例，总有效率达90.6%。经比较，煎剂的疗效较好。

【来源】新医药学杂志，1978.（7）：41

方四 苦参30克

【用法】取上药，加水500毫升，文火煎至80～100毫升，每夜睡前做保留灌肠。如病变部位较高时，灌完后把臀部抬高些以使药液充分流入。灌完后睡觉，防止药液排出，第2天排便。7天为1个疗程，休息2天，再做第2个疗程。

【功能主治】清热燥湿。主治慢性结肠炎。

【疗效】应用本方治疗10例，经3～4个疗程后痊愈6例，好转3例，1例好转后又复发。

【来源】新中医，1988.（7）：36

三、清热凉血药与土单方

生地黄

【来源】本品为玄参科植物地黄的新鲜或干燥块茎。

【别名】生地。

【处方用名】生地、生地炭。

【用法用量】水煎服，鲜地黄12～30克，生地黄9～15克。

【产地采收】主要为栽培。分布于河南、山东、陕西、河北等地。秋季采挖，除去芦头、须根及泥沙，鲜用，或将地黄缓缓烘焙至约八成干。前者习称"鲜地黄"，后者习称"生地黄"。

【炮制研究】除去杂质，洗净，闷润，切厚片，干燥。生地黄炙炭后其苦寒之性降低，止血作用增强。

【性味归经】鲜地黄甘、苦，寒，归心、肝、肾经。生地黄甘，寒，归心、肝、肾经。

【功能主治】鲜地黄清热生津，凉血，止血，用于热盛伤阴、舌绛烦渴、发斑发疹、吐血、衄血、咽喉肿痛。生地黄清热凉血，养阴，生津，用于热病舌绛烦渴、阴虚内热、骨蒸劳热、内热消渴、吐血、衄血、发斑发疹。本品性寒而滞，脾虚湿滞腹满便溏者，不宜使用。

【现代研究】本品含有梓醇、地黄素、维生素A、甘露醇、多种糖类、多种氨基酸等成分。地黄中的乙醇提取物对实验动物有降低血压及促进血液凝固的作用。中等量的地黄流浸膏有强心作用，对心脏衰弱作用更为显著。地黄具有皮质激素样免疫抑制作用，激素与生地黄同用，有助于激素的递减，可缩短疗程和抗放射线损伤。地黄还有一定的降血糖作用，但与剂型和剂量有关。地黄煎剂对实验性中毒性肝炎有防止肝糖原减少的作用。另外,地黄能抑制皮肤真菌,具有抗炎、抗增生和渗出等作用。最近,免疫学研究又证明地黄是一种免疫增强剂。

· 常用单方 ·

方一 干地黄90克

【用法】取上药,用清水洗净,切碎,加水约600~800毫升,煎煮约1小时,滤出药液约300毫升,为1天量,1次或2次服完。儿童酌减。除个别病例连日服药外,均采用6天内连服3天,经1个月后,每隔7~10天连服3天。

【功能主治】抗炎消肿。主治风湿性、类风湿性关节炎。

【疗效】应用本方治疗风湿性关节炎12例,经治12~50天,有9例治愈,3例显著进步,血沉恢复一般在症状消失之后。治疗类风湿性关节炎11例,显著进步9例,进步1例,无明显疗效1例。

【来源】中华医学杂志,1965.5(5):290

方二 生地30克

【用法】取上药,用清水洗净,与新鲜猪肉30克一起,加水适量煮或蒸。煮(蒸)到肉烂后,将药、肉及汤顿服,亦可分几次服完,每天1剂。

【功能主治】清热解毒、凉血消肿。主治瘰疬。

【疗效】应用本方治疗10多例,疗效满意。

【来源】广西中医药,1981.(4):5

方三 干地黄90克

【用法】取上药,用清水洗净,切碎,加水1000毫升,煎煮约1小时,滤得药液约300毫升,为1天量,1~2次服完,儿童酌减。采用间歇给药法,即每次连续服药3天,第1次服药后停药3天,第2次停药7天,第3次停药14天后再服3天,总计36天,12个服药日为1个疗程。满1个疗程后停药1个月,可开始第2个疗程。

【功能主治】凉血祛风、消炎止痒。主治湿疹、神经性皮炎等皮肤病。

【疗效】应用本方治疗37例,治愈28例,显著进步3例,进步5例,无效1例。其中对湿疹的疗效最明显。多数患者在5~16天治愈。

【来源】天津医药杂志，1966. 8
（3）：209

方四 干生地90克

【用法】取上药，用清水洗净，切成碎片，加水约900毫升，煮沸并不断搅拌1小时后滤得药液约200毫升，1次服完，连服3天。以后于第7天、第16天和第33天开始各连服3天，共35天，有12个服药日，此后每隔1～3个月视病情重复上述治疗1次。若身体衰弱或服药后轻度腹泻，可将干地黄减至45～50克，加炮姜1.6克，白术8克，水煎服，隔5天服药5天，间歇服用。除急救危象和必要的抗生素、补液外，不加用其他药物。

【功能主治】补肾益精。主治席汉氏综合征。

【疗效】应用本方治疗10例，6例恢复了工作和劳动能力，做轻工作的3例。神经衰弱、低血糖等症状均有改善。经3～5个月的治疗后，子宫恢复正常大小者3例，恢复月经者1例，恢复生育能力者2例。10例的尿17-羟皮质醇和17-酮类固醇排出量均见增加。此法较激素补偿疗法合理，作用部位在下丘脑垂体系统。

【来源】中西医结合杂志，1985. 5
（8）：476

玄参

【来源】本品为玄参科植物玄参的干燥根。

【别名】元参。

【处方用名】玄参、黑玄参、乌玄参、润玄参、元参。

【用法用量】常用量9～15克，水煎服。

【产地采收】主产于长江流域及陕西、福建等地。冬季茎叶枯萎时采挖，除去根茎、幼芽、须根及泥沙，晒或烘至半干，堆放3～6天，反复数次至干燥。

【炮制研究】除去残留根茎及杂质，洗净，润透，切薄片，干燥或微泡，蒸透，稍晾，切薄片，干燥。

【性味归经】甘、苦、咸，微寒，归肺、胃、肾经。

【功能主治】凉血滋阴，泻火解毒。用于热病伤阴、舌绛烦渴、温毒发斑、津伤便秘、骨蒸劳嗽、目赤、咽痛、瘰疬、白喉、痈肿疮毒。不宜与藜芦同用。

本品性寒而滞，对脾胃虚寒、

食少便溏者慎用。

【现代研究】玄参的主要成分为玄参素、植物自醇、亚麻酸、生物碱等。具有显著的降压和强心作用。可引起血糖轻微降低，但效果不及地黄。有中枢抑制作用及很好的退热作用。有抗病原微生物及其毒素的作用，对各种致病菌均有抑制作用。还有一定的抗炎作用。

· 常用单方 ·

方一　玄参60克

【用法】取上药，加水煎取浓汁500毫升，温饮，每天1~2次。

【功能主治】清疏风热、泻火解毒。主治风热感冒。

【疗效】应用本方治疗50多例，均有良效。

【来源】新中医，1992.（2）：6

方二　玄参适量

【用法】根据病人年龄大小取上药，5~10岁用21克，水煎取汁80~100毫升；11~16岁用33克，水煎取汁150~180毫升；16岁以上用51克，水煎取汁200~250毫升。分4~5次口服，以温服为宜，或放入保温瓶内，便于服用，每天1剂。

【功能主治】清热养阴、分清别浊。主治乳糜尿。症见小便混浊，色白如米泔水。

【疗效】应用本方治疗7例，均获痊愈，一年后随访未见复发。

【来源】中原医刊，1991.（5）：28

▌牡丹皮

【来源】本品为毛茛科植物牡丹的干燥根。

【别名】丹皮、粉丹皮。

【处方用名】牡丹皮、刮丹皮、粉丹皮、丹皮。

【用法用量】常用量6~12克，水煎服。

【产地采收】主产于河南、安徽、山东等地。秋季采挖根部，除去细根，剥取根皮，晒干。

【炮制研究】迅速洗净，润后切薄片，晒干。

【性味归经】苦、辛，微寒。归心、肝、肾经。

【功能主治】清热凉血、活血化瘀，用于温毒发斑、吐血衄血、夜热早凉、无汗骨蒸、经闭痛经、痈肿疮毒。

本品辛寒行散，对血虚有寒、月经过多者及孕妇慎用。

【现代研究】牡丹皮的主要成分为酚类、单萜类及鞣质类。如丹皮酚、牡丹酚苷、牡丹酚原苷、芍药苷等。对伤寒杆菌、大肠杆菌、金黄色葡萄球菌、溶血性链球菌、肺炎球菌等有较强的抗菌作用。有一定的抗流感病毒和明显的降血压作用。对蛙心有与洋地黄相同作用。通过抑制血小板凝集和释放而能抑制动脉粥样硬化斑块的形成。此外，尚有镇静、降温、解热、镇痛、解痉等作用。

· 常用单方 ·

方一　牡丹皮适量

【用法】取上药，水煎分3次服，初次用量每天为15～18克，如无不良反应，可增至每天50克。

【功能主治】降血压。主治高血压病。

【疗效】应用本方治疗7例，一般用药3～5天血压明显下降，症状改善，经服6～33天，舒张压平均下降1.4千帕，收缩压平均下降4.5千帕，近期疗效较好。

【来源】中医函授通讯，1991.（1）：33

方二　牡丹皮100克

【用法】取上药，加水1000毫升，煮沸15分钟，取汁、挤渣，过滤后制成10%的煎液，每晚服50毫升，连服10次为1个疗程。

【功能主治】抗过敏、通鼻窍。主治过敏性鼻炎。

【疗效】应用本方治疗27例，痊愈12例，进步7例，无效及效果不明显8例。

【来源】中华耳鼻咽喉科杂志，1957.（2）：99

▍赤芍

【来源】本品为毛茛科植物芍药或川赤芍的干燥根。

【别名】赤芍药。

【处方用名】赤芍、川赤芍、赤芍药。

【用法用量】常用量6～12克，水煎服。

【产地采收】芍药主产于内蒙古和东北等地。川赤芍等主产于四川、甘肃、陕西、青海、云南等地。以内蒙古多伦所产质量最佳，称"多伦赤芍"。春、秋二季采挖。除去根茎、须根及泥沙，晒干。

【炮制研究】除去杂质，分开大小，洗净，润透，切薄片，干燥。本品为圆柱形切片，直径0.5~3厘米，厚0.3~0.5厘米，切面黄白色或粉红色。

【性味归经】苦，微寒，归肝经。

【功能主治】清热凉血、散瘀止痛。用于温毒发斑、吐血衄血、目赤肿痛、肝郁胁痛、经闭痛经、跌仆损伤、痈肿疮疡。不宜与藜芦同用。

本品苦寒，故血寒经闭者不宜用。

【现代研究】赤芍主要含芍药内酯苷、氧化芍药苷及芍药新苷等单萜类成分，并含有没食子酸等鞣质成分，具有扩张冠状血管、抗心肌缺血、抗血小板聚集、抗血栓形成、改善微循环及降低门脉高压的作用。对肝损伤有保护作用。能镇静、止痛、抗惊厥。对多种病原微生物有较强的抑制作用，对某些致病真菌及某些病毒也有抑制作用。芍药苷有较弱的抗炎作用，能预防应激性胃溃疡，并对胃、子宫等平滑肌有抑制作用。此外，尚能提高机体吞噬细胞的功能。还有一定的抗肿瘤和解热作用。

· 常用单方 ·

方一 赤芍1000克

【用法】取上药，加水煎煮2次，合并滤液，浓缩成1000毫升。每次40毫升（相当于生药40克），每天3次，口服，5周为1个疗程，连服2个疗程。

【功能主治】活血化瘀、通脉止痛。主治冠心病、心绞痛。

【疗效】应用本方治疗125例，取得较好疗效，不仅胸闷、心慌等症状及心电图有较明显的改善，而且对心绞痛的缓解率达96%。

【来源】中级医刊，1984.（9）：49

方二 赤芍100克

【用法】取上药，与丹参30克，加水煎煮2次，合并滤液，浓缩得400毫升。每次200毫升，每天2次，口服，每天1剂，10天为1个疗程。

【功能主治】活血散瘀、保肝退黄。主治急性黄疸型肝炎。

【疗效】应用本方治疗25例，均于

3个疗程内治愈。平均退黄时间为13.6天。

【来源】铁道医学，1989. 17（3）：183

紫草

【来源】本品为紫草科植物紫草的干燥根。

【别名】老紫草、紫草茸。

【处方用名】紫草、紫草根、老紫草、紫草茸。

【用法用量】常用量5～9克，水煎服。外用适量，熬膏或用植物油浸泡涂擦。

【产地采收】主产于新疆、辽宁、湖南、湖北等地。春、秋二季采挖，除去泥沙，干燥。

【性味归经】甘、咸、寒，归心、肝经。

【功能主治】凉血、活血，解毒透疹。用于血热毒盛、斑疹紫黑、麻疹不透、疮疡、湿疹、水火烫伤。

【现代研究】紫草含有紫草聚糖、乙酸紫草醌、紫草酿、紫草烷等。有抗炎作用，对实验性炎症具有显著的抑制作用。对多种真菌及病毒亦有不同程度的抑制作用。有

抗着床、抗早孕和降血糖、兴奋心脏的作用。此外，尚有缓和的解热作用，还有一定的抗癌作用。

· 常用单方 ·

方一 紫草30～60克

【用法】取上药水煎服，每天1剂。

【功能主治】清热凉血、散瘀止血。主治血小板减少性紫癜。

【疗效】据记载，曾用本方治疗1例经中西医综合治疗效果不明显的肺结核合并血小板减少性紫癜患者，效果明显。具体方法是第1天用30克，服后鼻衄即减；第2天加至60克，服后鼻衄停止。连服5剂，血小板计数明显增高，全身紫癜消退，病情转危为安。

【来源】录自《中药大辞典》

方二 紫草800克

【用法】取上药，轧碎，放入麻油5000毫升中熬后去渣，成紫草油，装入灭菌瓶内备用。按常规外科清创处理后采用包扎法或暴露法。包扎法：将灭菌纱布浸透紫草油后，四肢、躯干部位用单层或双层纱布铺开放在创面上，外用纱布、绷带包扎。对部分坏死较深产生分泌

物，或纱布下积脓时，可在该部位剪去紫草油纱布，去除坏死组织及脓液后，再用紫草油纱布覆盖，可加紫外线照射。根据分泌物情况增减换药次数。暴露法：头面、颈、会阴和躯干部，用无菌棉球涂紫草油在创面上或用单层紫草油纱布铺在创面上，不包扎，干燥时可反复涂药。治疗期间可根据创面大小、程度，给予全身支持疗法、抗感染、抗休克等对症处理。疗程为10～42天。

【功能主治】清热解毒、凉血止痛。主治烧伤。

【疗效】应用本方治疗1153例，除1例死亡外，其余全部治愈。

【来源】中医杂志，1988. 29（4）：41

方三　紫草10克

【用法】将上药浸泡在100毫升麻油（或豆油）内，放置6小时后即可应用；或将紫草浸泡在热沸的麻油内，待冷后即可使用。取紫草油涂敷在硬结皮肤上，面积超过硬结范围1～2厘米，外加塑料薄膜覆盖，用无菌纱布包扎在塑料薄膜外面，最好用胶布固定。或涂敷面不加保

护措施，尽量使紫草油在皮肤表面上保持的时间长一些，每天涂敷2～6次。

【功能主治】活血消肿。主治肌注后局部硬结。

【疗效】应用本方治疗100例，均获良效。硬结发现早、范围不大者，90%在涂敷24小时后即可消散，少数面积大、发现或用药晚者一般经2～5天可使之消散。

【来源】中医杂志，1990.（10）：143

方四　紫草200克

【用法】取上药，入麻油。750毫升中，炸枯滤过，呈油浸剂，备用。用消毒棉签蘸紫草油涂搽宫颈及阴道上端，隔天1次，10次为1个疗程，连用1～2个疗程。治疗期间禁止性生活，行经期间停药。

【功能主治】抗菌消炎。主治宫颈糜烂。

【疗效】应用本方治疗100例。痊愈84例，显效8例，好转4例，无效4例。

【来源】中西医结合杂志，1986. 6（4）：237

四、清热解毒药与土单方

金银花

【来源】本品为忍冬科植物忍冬的干燥花蕾或带初开的花。

【别名】双花、二宝花、银花、忍冬花。

【处方用名】金银花、银花、金银花炭、银花炭、忍冬花、忍冬花炭、双花、双花炭、二花、二花炭。

【用法用量】常用量6～15克，水煎服。

【产地采收】忍冬主产于山东、河南，全国大部分地区均产。夏初花开放前采收，干燥；或用硫黄熏后干燥。

【炮制研究】生用清热解毒，炮炭后具有活血化瘀的功效。

【性味归经】甘，寒，归肺、心、胃经。

【功能主治】清热解毒，凉散风热。用于痈肿疔疮、喉痹、丹毒、热血毒痢、风热感冒、温病发热。本品性寒，脾胃虚寒、气虚及疮疡脓清者慎用。

【现代研究】金银花主含挥发油，还含有忍冬苷、木樨草素、绿原酸、肌醇、皂苷等，具有抗病原微生物（如金黄色葡萄球菌、溶血性链球菌、痢疾杆菌、肺炎双球菌、大肠杆菌等）的作用，其水煎剂对流感病毒、疱疹病毒等亦有抑制作用。具有明显的解热作用。能促进白细胞的吞噬功能，调节机体的免疫功能，减少肠内胆固醇吸收，降低血中胆固醇的含量。此外，尚有抗炎、抗癌瘤、保肝利胆、止血、抗生育等作用。

· 常用单方 ·

方一　金银花露适量

【用法】取上药。每次100毫升，每

天3次，口服。必要时可增加服药次数，2周为1个疗程，可连服2个疗程。

【功能主治】清热解毒。主治肿瘤放疗、化疗后口干症。

【疗效】应用本方治疗978例，放疗组的有效率为87%，化疗组的有效率为74%，平均有效率为80.5%。两组的白细胞回升数占总病例的46.5%。

【来源】江苏中医，1992. 13（6）：15

方二　新鲜金银花30克

【用法】取上药。水煎3次，分3次服，每天1剂。

【功能主治】清热凉血、疏风止痒。主治荨麻疹。

【疗效】应用本方治疗3例，均在服用3剂后症状消失，观察3个月无复发。

【来源】中华皮肤科杂志，1960.（2）：118

方三　金银花1000克

【用法】取上药，粉碎成粗末，放入40%的酒精1500毫升中浸泡48小时，过滤取液，煎至400毫升，

备用。用时先清洁阴道及子宫颈管口的分泌物，再涂药于子宫颈管口内，后涂子宫颈外表面。每天1次，2周为1个疗程。

【功能主治】抗菌消炎。主治子宫颈糜烂。

【疗效】据上海第一医学院附属妇产科医院报道，应用本方治疗本病有良效，多数使用1个疗程即能见效。

【来源】中华妇产科杂志，1959.（2）：107。

方四　金银花适量

【用法】取上药，炒至烟尽（勿成白灰色，否则无效），研为细末，加水做保留灌肠。6个月以下小儿用1克，加水10毫升；6～12个月小儿用1.5克，加水15毫升；1～2周岁小儿2～3克，加水20～30毫升，每天2次。

【功能主治】抗菌止泻。主治婴幼儿腹泻。

【疗效】应用本方可作为治疗小儿消化不良的一种辅助疗法，有较好的效果。

【来源】中级医刊，1965.（4）：207

连翘

【来源】本品为木犀科植物连翘的干燥果实。

【别名】落翘、黄花翘、空壳。

【处方用名】连翘、青连翘、连翘壳、连翘心。

【用法用量】常用量6～15克，水煎服。

【产地采收】主产于我国华北、东北、长江流域至云南。秋季果实初熟尚带绿色时采收，除去杂质，蒸熟，晒干，习称"青翘"；果实熟透时采收，晒干，除去杂质，习称"老翘"。

【性味归经】苦，微寒。归肺、心、小肠经。

【功能主治】清热解毒，消肿散结。用于痈疽、瘰疬、乳痈、丹毒、风热感冒、温病初起、温热入营、高热烦渴、神昏发斑、热淋尿闭。本品苦寒伤胃，脾胃虚寒及痈疽属阴证者慎用。

【现代研究】连翘含连翘酚、挥发油、三萜皂苷、齐墩果酸、熊果酸、生物碱及较多量芦丁等。有广谱抗菌、抗病毒作用，对多种革兰氏阳性及阴性细菌、流感病毒等均有抑制作用。有降血压和轻微的强心作用，还有保肝作用，能减轻四氯化碳所致的肝脏变性和坏死。此外，还有抗炎、镇吐、利尿、解热等作用。

· 常用单方 ·

方一 连翘500克

【用法】取上药，加工成细粉剂。成人每天20～25克，分3次饭前服。忌食辛辣食物及酒等。

【功能主治】杀菌抗痨、消炎止血。主治肺结核。

【疗效】应用本方治疗12例，1个月后自觉症状改善，其中1例空洞闭合，3例病变明显吸收，4例略吸收，4例无改变。

【来源】辽宁医学杂志，1960.（6）：63

方二 连翘30克

【用法】取上药，加水用文火煎成150毫升。分3次饭前服（小儿酌减），连用5～10天。忌食辛辣及盐。

【功能主治】清热解毒、利水消肿。主治急性肾炎。

【疗效】应用本方治疗8例，有6例浮肿全部消退，2例显著好转，血压均明显下降；尿检6例转阴，2例好转。

【来源】江西医药，1961.（7）：18

方三　连翘适量

【用法】取上药，去梗洗净，曝干，装罐备用。每次用15～30克，开水冲泡或煎沸当茶饮，连服1～2周。

【功能主治】清热通便。主治便秘。

【疗效】应用本方治疗各种原因引起的便秘有效。

【来源】山东中医杂志，1985.（5）：44

方四　连翘心60克

【用法】取上药，炒焦煎水服，或炒焦研末服，每次10克，每天3次。

【功能主治】降逆止呃。主治呃逆。

【疗效】应用本方治疗不同原因所致的呃逆，均收到良效。

【来源】四川中医，1986.4（8）：23

蒲公英

【来源】本品为菊科植物蒲公英的干燥全草。

【别名】黄花地丁、婆婆丁。

【处方用名】蒲公英、黄花地丁、球子草、白地茜、白珠子草、散星草、蚊子草、通天草。

【用法用量】常用量9～15克，水煎服。外用鲜品适量捣敷或煎汤熏洗患处。

【产地采收】主产于山西、河北、山东及东北各地。全国大部分地区均产。春至秋季花初开时采挖，除去杂质，洗净，晒干。

【性味归经】苦、甘，寒，归肝、胃经。

【功能主治】清热解毒，消肿散结，利尿通淋。用于疔疮肿毒、乳痈、瘰疬、目赤、咽痛、肺痈、肠痈、湿热黄疸、热淋涩痛。

【现代研究】蒲公英含蒲公英甾醇、蒲公英素、树脂、肌醇、莴苣醇、咖啡酸等，对多种致病菌有一定的杀菌作用，煎剂对某些病毒和真菌亦有抑制作用。煎剂在体外能显著提高人的外周血淋巴细胞母细胞转化率，激发机体免疫功能。有利胆及保肝作用，可使胆汁分泌增加，对肝损害有保护作用。此外，有一定的利尿作用。

————·常用单方·————

方一　蒲公英600克

【用法】取上药，研为细末。每天20克，用开水浸泡30分钟后代茶饮用，1个月为1个疗程，连服1～2个疗程。

【功能主治】清热解毒、消炎愈疡。主治消化性溃疡。

【疗效】应用本方治疗91例，治愈51例，好转35例，无效5例。

【来源】中医药学报，1991.（1）：41

方二　新鲜蒲公英适量

【用法】取上药，用清水洗净后捣烂榨汁，直接敷于痛处皮肤，外盖2层纱布，中间夹一层凡士林纱布，以减缓药汁蒸发。

【功能主治】清热解毒、消炎止痛。主治肺癌性胸痛。

【疗效】应用本方治疗20例，一般敷药30分钟左右疼痛减轻，止痛时间可达8小时左右。

【来源】浙江中医杂志，1986.（11）：516

方三　蒲公英适量

【用法】取上药研末，用甘油与75%酒精按1∶3比例调成糊状敷于患处，每天换药2次。

【功能主治】解毒疗疮。主治痈疽疮疡、急性乳腺炎等。

【疗效】应用本方治疗痈疽疮疡、急性乳腺炎、腮腺炎等290多例，均收到满意效果。或用鲜品捣烂外敷、捣汁、水煎服，皆有良效。

【来源】河北中医，1984.（4）：64

方四　蒲公英60克

【用法】取上药，加水煎煮取汁2碗。温服1碗，剩下1碗趁热熏洗。

【功能主治】抗炎消肿。主治甲亢术后突眼加重症。

【疗效】应用本方治疗3例，均获良效。一般用药一个半月即可。

【来源】浙江中医杂志，1980.（8）：362

大青叶

【来源】本品为十字花科植物菘蓝的干燥叶。

【别名】大青、蓝叶。

【处方用名】大青叶。

【用法用量】常用量9~15克，水煎服。

【产地采收】主产于河北、北京、山西等地。夏、秋二季分2~3次采收，除去杂质，晒干。

【性味归经】苦，寒，归心、胃经。

【功能主治】清热解毒、凉血消斑。用于温邪入营、高热神昏、发斑发疹、黄疸、热痢、痄腮、喉痹、丹毒、痈肿。本品苦寒败胃，脾胃虚寒者忌用。

【现代研究】现代研究表明，大青叶含有色氨酸、葡萄糖芸苔素、新葡萄糖芸苔素、靛蓝等。对金黄色葡萄球菌、甲型链球菌、脑膜炎双球菌、肺炎双球菌、大肠杆菌、痢疾杆菌及乙型脑炎病毒、腮腺炎病毒、流感病毒、钩端螺旋体等多种病原微生物均有一定的抑制作用。有抗炎、解热作用。此外，尚能增强机体白细胞对细菌的吞噬作用，对四氯化碳引起的肝损伤有一定的保护作用。

—— · 常用单方 · ——

方一 大青叶30克

【用法】取上药，加水煎取100毫升。1岁以下每次服10~20毫升，2~5岁每次服50毫升，11~13岁每次服80毫升，每4小时服1次，一般退热后2~3天停药。

【功能主治】清热解毒。主治流行性乙型脑炎。

【疗效】据福建中医研究所等报道，应用本方治疗51例，获得较好疗效。本方对轻中型效果较好。

【来源】福建中医药，1965.（4）：11

方二 大青叶适量

【用法】成人每次取上药45克，加水煎汁顿服；或取90克煎汁分2次服，连服至痊愈后1~2天停药。

【功能主治】清热解毒、抗菌止痢。主治急性细菌性痢疾、急性胃肠炎。

【疗效】据江西医学科学院报道，应用本方治疗300余例，均获得较好疗效。治疗后完全退烧时间为1天左右，排便次数和大便外观恢复正常平均不足5天。本方亦适用于小儿腹泻。

【来源】医学科学论文汇编，1961. （4）：9

马勃

【来源】本品为灰包科真菌脱皮马勃的干燥子实体。

【别名】地烟、马屁包、牛屎菰。

【处方用名】马勃。

【用法用量】1.5~6克，水煎服。外用适量，敷患处。

【产地采收】主产于内蒙古、甘肃、吉林、辽宁等地。夏、秋二季于实体成熟时及时采收，除去泥沙，干燥。

【性味归经】辛，平，归肺经。

【功能主治】清肺利咽、止血。用于风热郁肺咽痛、咳嗽、音哑，外治鼻衄、创伤出血。

【现代研究】现代研究表明，马勃含有多种氨基酸和马勃酸、尿素等。局部应用有明显的止血作用，具有抗菌作用，对金黄色葡萄球菌、绿脓杆菌、变形杆菌及肺炎双球菌有一定的抑制作用，对少数致病真菌也有抑制作用。

· 常用单方 ·

方一 马勃3~6克

【用法】取上药研末，早晚各1次，饭后服，用白开水送下或随时含咽。

【功能主治】解毒利咽。主治上呼吸道感染。

【疗效】应用本方治疗上呼吸道感染（包括感冒并发急性支气管炎、慢性支气管炎、急性咽炎、急性扁桃体炎）182例，治愈121例，进步30例，无效31例。

【来源】江苏中医，1963.（2）：19

方二 马勃适量

【用法】取马勃粉撒布患处，或用马勃絮垫、马勃绷带及马勃纱布包扎刀伤、挫伤、刺伤等出血处。

【功能主治】止血。主治外伤出血。

【疗效】应用本方观察467例，有效率为97.8%。

【来源】江苏中医，1963.（2）：19

方三 马勃适量

【用法】取干燥马勃撕成1～3厘米块状，放入小药袋中包好，装入消毒缸内，经高压消毒后备用。对外伤不规则创面先进行清创消毒，然后按创面大小选择相应的马勃块覆盖在创面上，用纱布包扎，再压迫3～5分钟即可。对软组织小面积坏死创面，待坏死组织取下后，直接将消毒马勃覆盖在创面上，包扎后压迫3～5分钟。经上述处理后，无须再次换药，待疮痂自行脱落即可。部分患者配合口服抗生素。

【功能主治】解毒止血。主治外伤不规则浅表性创面，躯干、四肢小范围皮肤伤口。

【疗效】应用本方治疗191例，经一次处理后均于5～10天后创面结痂脱落而愈。

【来源】四川中医，1995.（3）：48

方四 马勃适量

【用法】取脱皮马勃，拣去杂质，再经高压消毒（30分钟）后备用。在清洗冻疮溃破面后取消毒的马勃粉均匀撒于创面上，盖上消毒纱布，包扎固定，每2天换药1次，至创面愈合为止。

【功能主治】消肿敛疮。主治冻疮。

【疗效】应用本方治疗130例，换药4～5次创面愈合、红肿消退者126例，15天以上未愈者仅4例。

【来源】中成药研究，1982.（12）：42

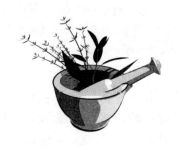

第三章

泻下药与土单方

凡能攻积、逐水，引起腹泻，或润肠通便的药物，称为泻下药。

泻下药用于里实的症候，其主要功用，大致可分为三点：一为通利大便，以排除肠道内的宿食积滞或燥屎；一为清热泻火，使实热壅滞通过泻下而解除；一为逐水退肿，使水邪从大小便排出，以达到驱除停饮、消退水肿的目的。

根据泻下作用的不同，一般可分攻下药、润下药和峻下逐水药三类。

攻下药的作用较猛，峻下逐水药尤为峻烈。这两类药物，奏效迅速，但易伤正气，宜用于邪实正气不虚之症。对久病正虚、年老体弱以及妇女胎前产后、月经期等均应慎用或禁用。润下药的作用较缓和，能滑润大肠而解除排便困难，且不致引起大泻，故对老年虚弱患者，以及妇女胎前产后等由于血虚或津液不足所致的肠燥便秘，均可应用。

泻下药应用注意事项：

1.泻下药因其性能可分为攻下、润下、峻下逐水三类不同药物，在应用上各有一定的适应证，必须根据病情选用适当药物进行治疗，否则病重药轻，不能奏效；病轻药重，又易伤正。

2.泻下药每因兼夹病症而配合其他药物同用，如里实兼有表证者，可与解表药配合应用，采用表里双解的治法；里实而正虚者，采用攻补兼施之法，使泻下而不伤正。

3.攻下药，药性较猛，峻下逐水药尤为峻烈，且多具毒性，此两类药物内服，易于耗伤正气，故必须注意用量用法，且中病即止，不可久服多服。体质虚弱及妇女胎前产后，均当慎用。

4.部分攻下药和润下药，服后往往有腹痛等反应，可事前告知病患，以免疑惧。

一、攻下药与土单方

大黄

【来源】为蓼科植物掌叶大黄、唐古特大黄或药用大黄的干燥根或根茎。

【别名】黄良、火参、肤如、将军、锦纹大黄、川军。

【处方用名】大黄、西大黄、川大黄、锦纹、西锦纹、生锦纹、西吉、川军、大黄粉、制川军、生大黄、生军、制军、熟军、炒大黄、熟大黄、酒大黄、酒军、黑大黄、大黄炭等。

【用量与用法】5～10克，煎服。用作通便宜后下。

【产地采收】9～10月间选择生长3年以上的植株，挖取根茎，切除茎叶、支根，刮去粗皮及顶芽，风干、烘干或切片晒干。

【炮制研究】处方中写大黄、西大黄、川大黄、西吉、川军均

指生大黄，又称生军，为原药去杂质，润透切片生用入药者，偏于泻下。

酒大黄又名酒军。为大黄片用黄酒喷淋拌匀，闷润吸尽，再用文火微炒入药者，偏于活血。

熟大黄又名制大黄、熟军、制军。为大黄块用黄酒喷淋拌匀，放瓦罐内密封，再放入锅中隔水炖透，取出晾干入药者，偏于活血。

黑大黄又名大黄炭。为大黄片放锅内用微火炒，待冒黄烟，大黄片呈棕黑色时，取出晾凉入药者，偏于止血。

【性味归经】苦，寒。入胃、脾、心、大肠、肝经。

【功能主治】泻下攻积，清热泻火，止血，解毒，活血祛瘀。

1.用于大便燥结，积滞泻痢，以及热结便秘、壮热苔黄等症。大黄泻下通便、清除积滞，故可用于大便

不通及积滞泻痢、里急后重、溏而不爽等症；又因它能苦寒泄热，荡涤肠胃积滞，对于热结便秘、高热神昏等属于实热壅滞的症候，用之可以起到清热泻火的作用。在临床应用时，本品常与芒硝、厚朴、枳实等配伍。2. 用于火热亢盛、迫血上溢，以及目赤暴痛，热毒疮疖等症。大黄泻下泄热，有泻血分实热的功效，故又能用治血热妄行而上溢，如吐血、衄血；对目赤肿痛、热毒疮疖等症属于血分实热壅滞的症候，可配黄连、黄芩、丹皮、赤芍等同用。3. 用于产后瘀滞腹痛，瘀血凝滞、月经不通，以及跌打损伤、瘀滞作痛等症。大黄入血分，又能破血行瘀，故可用于上述瘀血留滞的实证，在使用时须配合活血行瘀的药物，如桃仁、赤芍、红花等同用。此外，大黄又可清化湿热而用于黄疸，临床多与茵陈、山栀等药配伍应用；如将本品研末，还可作为烫伤及热毒疮疡的外敷药，具有清热解毒的作用。

凡表证未罢，血虚气弱，脾胃虚寒，无实热、积滞、瘀结，以及胎前、产后，均应慎服。

【不良反应】生大黄尤其是鲜大黄服用过量可引起恶心、呕吐、腹痛、头昏。大黄蒽醌衍生物部分可从乳汁分泌，授乳妇女使用，可致乳婴腹泻，故应慎用。大黄蒽醌类具有肝毒性，大鼠长期服用 3~9 个月，可出现肝组织退行性变化及甲状腺瘤。动物还可引起性腺退变及萎缩。可使妊娠大鼠死胎率增加，但尚未见胎仔畸形，故孕妇慎用。

【现代研究】掌叶大黄、唐古特大黄及药用大黄的根状茎和根中含有蒽醌类化合物约3%，包括游离和结合状态的大黄酚、大黄酸、芦荟大黄素、大黄素、蜈蚣苔素、大黄素甲醚。其主要的泻下成分为结合性大黄酸，二蒽酮类化合物——番泻苷A、番泻苷B、番泻苷C。此外，尚含鞣质以及游离没食子酸、桂皮酸及泻苷其酯类等。本品有增加血小板、促进血液凝固等止血作用。还有可促进胆汁等消化液分泌，有利胆、排石、增进消化、保肝及退黄疸作用。大黄煎剂有抗炎和解热作用。大黄酊剂、浸剂经家兔试验有降压作用。大黄素对抗乙酰胆碱引起的小鼠离体肠痉挛作用强于对抗豚鼠气管痉挛的作用。本品有降低血清高胆固醇的作用。掌叶大黄及大黄酸、大黄素均有利尿作用,以大黄酸作用最强。大黄可提高患者体内干扰素水平。大黄对慢性肾功能不全大鼠,可明显降低血中尿素氮及肌酐含量。大黄能提高小鼠腹腔巨噬细胞的吞噬功能,对大鼠实验性胃溃疡有保护作用。大黄水煎液对小鼠肝匀浆过氧化脂质的生成具有明显的抑制作用。大黄及其提取物使大鼠胰淀粉酶活性降低。大黄酸及大黄素对小鼠黑色素瘤有抑制作用,大黄对酪氨酸酶有显著的竞争性抑制作用。大黄及其成分对艾氏腹水癌、肺癌、P388白血病及小鼠乳腺癌等均有抑制作用。大黄的抗菌作用强,抗菌谱广,其有效成分已证明为蒽醌衍生物,其中以大黄酸、大黄素和芦荟大黄素的抗菌作用最好。此外对皮肤真菌亦有抗菌作用。蒽醌衍生物对机体免疫功能呈明显抑制,而大黄多糖则可明显提高机体免疫功能。此外,还有健胃、止血等作用。

——————— ·常用单方· ———————

方一 生大黄适量

【用法】取上药,研细末,水制为丸,每次2克,日服1~2次。

【功能主治】凉血止血。主治肺咯血。

【疗效】应用本方治疗肺咯血患者97例,其中浸润性肺结核85例,干酪性肺炎4例,慢性血行播散型肺结核3例,慢性纤维空洞型肺结核、原发性非典型肺炎、肺脓肿、支气管扩张及肺癌所致咯血各1例。1~3天止血者20例,4~8天止血者42例,9~24天止血者14例,平均止血时间为6天。97例中有效者76例。

【来源】中国防痨,1960.(2):86

方二 大黄粉适量

【用法】取上药1份和陈石灰2份,炒至大黄成黑灰时取出研粉。将粉撒布于创面,或用麻油或桐油调涂患处。

【功能主治】凉血解毒。主治烧伤。

【疗效】据湖南省都东县医院报道,应用本方治疗400余例,均获显效。

【来源】中华医学杂志,1973.(4):225

方三 生大黄适量

【用法】取上药,烘干,研为细

末，备用。临用时以醋调匀（小儿可将醋稀释后用），外敷患处，每天或隔天清洗后更换。

【功能主治】清热解毒。主治甲沟炎。

【疗效】应用本方治疗15例，经1～3周治愈14例，无效1例。

【来源】新医药学杂志，1979.（2）：10

方四　生大黄30克

【用法】取上药，加水200毫升，煎沸，做保留灌肠，每天上午、下午各1次，疗程为5～7天。

【功能主治】清热解毒，散瘀泄浊。主治肾功能衰竭。

【疗效】应用本方治疗5例，症状改善，尿量增多，神志清楚，而且血中非蛋白氮、肌酐、尿素氮均有下降。

【来源】中医杂志，1980.（11）：18

芒硝

【来源】为矿物芒硝经煮炼而得的精制结晶。

【别名】盆消、芒消。

【处方用名】芒硝、朴硝、英硝、马牙硝、风化硝（将芒硝至于空气中，失去结晶水后，形成的白色粉末，功效与芒硝相似）、皮硝（为芒硝的粗制品，一般作为外用）、硝石、牙硝等。

【用量与用法】内服：10～15克，冲入药汁内或开水溶化后服；或入丸、散。外用：研细点眼或水化涂洗。

【产地采收】主产于河北、河南、山东、江苏、安徽等地的碱土地区。

【炮制研究】取天然产的芒硝，用热水溶解，过滤，放冷即析出结晶，通称朴硝。再取萝卜洗净切片，置锅内加水煮透后，加入朴硝共煮，至完全溶化，取出过滤或澄清后取上层液，放冷，待析出结晶，干燥后即为芒硝（每朴硝100斤，用萝卜10～20斤）。也有取天然产的芒硝，经煮炼、过滤，冷却后，取上层的结晶为芒硝，下层的结晶为朴硝。

【性味归经】苦、咸，寒。入胃、大肠经。

【功能主治】泻下、软坚、清热。用于实热积滞、大便燥结。芒硝味咸苦而性大寒，功能润燥通便而泻实热，故对实热积滞、大便秘结之症，常配合大黄相须为用，泻热导滞的作用较为显著。此外，芒硝外用能清热消肿，如皮肤疮肿，或疮疹赤热、痒痛，可用本品溶于冷开水中涂抹；口疮、咽痛，可用本品配合硼砂、冰片等外吹患处，有清凉、消肿、止痛的功效。

脾胃虚寒及孕妇忌服。

【现代研究】现代研究表明，芒硝主含含水硫酸钠，尚含少量食盐、硫酸钙、硫酸镁等。由于硫酸根离子不易被肠黏膜吸收，存留肠内形成高渗溶液，使肠内水分增加，容积增大，引起机械刺激，从而促进肠蠕动而发挥导泻通便作用。此外，对阑尾及脾脏的网状内皮系统有明显的刺激作用，使其增生并增强其吞噬能力。少量多次口服有一定的利胆作用。此外，本品还有抗感染作用。

·常用单方·

方一 芒硝200～300克

【用法】取上药，平均分成2份，用双层纱布包裹后，分置于双侧乳房上，用胸带固定，经24小时（天热12小时）后取下。如1次未见效，可继续敷1～2次。

【功能主治】退奶回乳。主治产妇奶水过多或欲断奶者。

【疗效】应用本方治疗36例，成功33例，另3例因停药而未成功。

【来源】中华妇产科杂志，1957.5（5），40

方二 朴硝（如无朴硝可用芒硝或玄明粉代替）20克

【用法】将上药放入已消毒的瓷碗内，加200毫升热开水沏开，待凉后用消毒棉棒蘸药液洗患眼，每天3次，冲洗后休息半小时。

【功能主治】泻火明目。主治急性结膜炎。

【疗效】应用本方治疗本病有效。其对病毒性、细菌性、假膜性、急性卡他性结膜炎，流行性角膜炎等均有一定效果。

【来源】中医杂志，1983.（7）：39

方三 芒硝30～60克

【用法】取上药，用布包好。外敷腹部。

【功能主治】清热消积。主治小儿食积。

【疗效】应用本方治疗本病10余例，效果良好。

【来源】广西中医药，1984.7（4）：36

方四 朴硝500克

【用法】取上药，用开水750毫升溶化，待温度降至20℃～30℃时洗浴，每天1次。

【功能主治】清热止痒。主治慢性湿疹、疥疮等皮肤瘙痒症。

【疗效】应用本方治疗41例，取得较好效果。一般2次即可见效，重者亦可与活血祛风药水煎内服，效果更好。

【来源】四川中医，1985.3（8）：43

芦荟

【来源】为双子叶植物药百合科植物库拉索芦荟、好望角芦荟或斑纹芦荟叶中的液汁经浓缩的干燥品。

【别名】卢会、讷会、象胆、奴会、劳伟。

【处方用名】芦荟、老芦荟、新芦荟。

【用量与用法】每次1～2克，宜作丸、散剂用，一般不入煎剂。

【产地采收】全年可采。割取叶片，收集其流出的液汁，置锅内熬成稠膏，倾入容器，冷却凝固。

【性味归经】苦，寒。入肝、大肠经。

【功能主治】泻热通便，杀虫，凉肝。1.用于热结便秘或习惯性便秘。本品泻火通便，能治热结便秘、头晕目赤、烦躁失眠等症，可与茯苓、朱砂等配伍应用。2.用于肝经实火、头晕头痛、躁狂易怒等症。芦荟味苦性寒，既能凉肝清热，又可泻热通便，故对肝经实火而兼大便秘结者，可以起到"釜底抽薪"的功效。临床用此治疗肝经实火的躁狂易怒、惊悸抽搐等症，常与龙胆草、黄芩、黄柏、黄连、大黄、当归等同用。3.用于蛔虫腹痛或小儿疳积等症。本品既能泄热通便，又能驱虫，故对蛔虫腹痛，可与使君子、苦楝根皮等配合应用。此外，本品外用有杀虫之功，可用治癣疾。

脾胃虚寒及孕妇忌服。

【现代研究】现代研究表明，芦荟含芦荟大黄素、芦荟大黄素苷等，还含微量挥发油。有泻下作用，其作用部位主要在大肠。能抑制肿瘤生长、延长患瘤动物的生存期。可增强机体免疫功能，促进创口再生愈合。还有抑菌、抗炎、护肝、镇静等作用。

·常用单方·

方一 芦荟叶适量

【用法】取上药，按小儿年龄大小，选择芦荟叶的长短。2～3岁小儿选长18～21厘米的1片，短小的可用2片，不满周岁的小儿酌减。加冰糖或白糖煎煮，去渣取汁。饮汁，每天1剂，连服4～5天即可见效。若稍多服，亦无不良反应。

【功能主治】清肺止咳。主治百日咳。

【疗效】应用本方治疗多例，证明有相当疗效。

【来源】药学通报，1955.3（6）：282

方二 芦荟适量

【用法】取上药，研成细粉，用量视出血部位及出血程度而定。部位暴露者，将药粉撒于出血处，一般以覆盖住出血部位为度，出血部位隐蔽者，应找到出血点，用消毒药棉蘸粉堵塞出血处。

【功能主治】凉血止血。主治各种原因出血。

【疗效】应用本方治疗各种原因出血148例，其中拔牙出血30例，鼻衄33例，口腔溃疡出血5例，血小板减少牙出血17例，肛裂出血6例，痔疮出血13例，一般软组织外伤36例等，经用药1次后均止血，连续观察1～7天未再出血。

【来源】新医药学杂志，1979.（1）：9

方三 芦荟适量

【用法】取上药，置于鲜童便或自己的尿中，浸1～2小时后取出，用清水漂洗备用。首次贴药前将患部用温水浸洗，使皮肤软化，用锋利刀片刮去角质层，然后将芦荟切去表皮，把肉质黏性一面贴患处，用胶布固定，每晚睡前换药1次。

【功能主治】腐蚀赘疣。主治鸡眼。

【疗效】应用本方治疗18例，均获痊愈。轻者3～4次，重者6～7次。

【来源】福建中医药，1982.（4）：27

方四 鲜芦荟叶适量

【用法】取上药，洗净榨取汁，

加入普通膏剂化妆品中（浓度为5%～7%）。使用时按一般化妆品用法涂擦，但用量宜稍多。轻者每天1次，中度者每天早晚各1次，重度者每天早、中、晚各1次。

【功能主治】清热美容。主治青年痤疮。

【疗效】应用本方治疗140例，显效（皮疹全部消退）82例，有效54例，无效4例。对伴有脓头、红肿或有脓性分泌物者疗效为佳。

【来源】辽宁中医杂志，1987.11（9）：27

番泻叶

【来源】为双子叶植物药豆科植物狭叶番泻或尖叶番泻的小叶。

【别名】旃那叶、泻叶、泡竹叶、印度番泻叶。

【处方用名】泻叶、番泻叶。

【用量与用法】用温开水泡服，1.5～3克；煎服，5～9克，宜后下。

【产地采收】1.狭叶番泻：在开花前摘取叶，阴干，按叶片大小和品质优劣分级，用水压机打包。2.尖叶番泻：在果实成熟时，剪下枝条，摘取叶片，晒干，按完整叶与破碎叶分别包装。

【性味归经】甘、苦，寒。入大肠经。

【功能主治】泻下导滞。用于热结便秘。本品性寒味苦，质黏而润滑，能进入大肠经泻积热而润肠燥，故可用于热结便秘。但服量不宜过大，过量则有恶心、呕吐、腹痛等不良反应，一般配木香、藿香等行气和中药品同用，可减少此弊。

体虚及孕妇忌服。

【不良反应】尖叶番泻叶1次服用100克及持续服用，可出现中毒症状。中毒者均表现神经系统障碍，用药剂量与持续时间成正比。大剂量20分钟后出现头晕，行路摇晃，口唇、颜面及四肢麻木等。总之，服用有效剂量番泻叶及其制剂具有安全、有效和不良反应小的特性，但大剂量和（或）长期滥用，能引起低血钾，可能的肠黏膜损伤，可能的药物性敏感性降低等。因此，番泻叶及其制剂用量以软便排泄为度，短期用药可以增强其安全性和有效性。

【现代研究】现代研究表明，番泻叶主含番泻苷，还含有大黄酸、大黄酚的葡萄糖苷及少量芦荟大黄素葡萄糖苷等。番泻叶的有效成分直接刺激肠道引起强烈蠕动，使肠内容物的运输及大肠的排空运动加速，临床多用于老年性便秘及顽固性便秘，可发挥较好的疗效。还用于泌尿系统X线造影、腹部X线摄平片、乙状结肠镜等检查前全肠排空，对较小的和多发病灶观察尤为清晰，同时还可避免因清洁肠道灌肠引起的肠黏膜水肿和肠痉挛。它还有抗菌作用，对多种细菌及皮肤真菌有抑制作用。

───── 常用单方 ─────

方一　番泻叶9克

【用法】取上药，冲开水约150毫升，经3～5分钟，弃渣。1次服下，如便秘时间过久，隔10分钟将药渣再泡服1次。

【功能主治】泻下通便。主治产褥期便秘。

【疗效】应用本方治疗100例，多数病人服1次即可见效。服药后少数人有轻度下腹疼痛，未见乳汁减少、恶露增多或全身不适等不良影响；且通便后子宫复旧良好，恶露减少。但平素脾胃虚弱者不宜服用。

【来源】中医杂志，1966.（5）：32

方二　番泻叶10～15克

【用法】取上药，用白开水200毫升冲泡服，每天2～3次。病重者除口服外，再以上药泡水取汁保留灌肠，每天1～2次。

【功能主治】通腑泄热，消炎止痛。主治急性胰腺炎。

【疗效】应用本方治疗130例，全部治愈。平均住院4.8天，腹痛缓解平均2.1天，体温恢复正常平均1.8天，尿淀粉酶测定恢复正常平均3.1天。

【来源】福建中医药，1983.（3）：32

方三　番泻叶30～60克

【用法】取上药，煎至200～300毫升。代茶饮，1天内饮完，连服3～5天。服药后以排出稀便为度。

【功能主治】通便解毒，泄热凉血。主治流行性出血热。

【疗效】应用本方治疗流行性出血热发热50例，2～4天内全部退热；有明显腹痛者29例，3天内缓解者17例；用药前有明显低血压休克者9例，用药后2天内血压复升者7例。

【来源】陕西中医，1984.（6）：
48

方四 番泻叶4克

【用法】取上药，用开水150～300
毫升泡10分钟。分2～3次服，连服
数天至乳断。服药期间可有轻度腹

痛、便稀，无其他明显不适。

【功能主治】回乳断奶。主治奶水
过多或欲断奶者。

【疗效】应用本方治疗56例，短则
3天，长则7天而乳回。

【来源】四川中医，1989.（2）：
20

二、润下药与土单方

火麻仁

【来源】为桑科植物大麻的种仁。

【别名】麻子、麻子仁、大麻子、大麻仁、白麻子、冬麻子、火麻子、大麻。

【处方用名】麻子、麻子仁、大麻子、大麻仁、白麻子、冬麻子、火麻子。

【用量与用法】煎服，10～15克，打碎入煎。

【产地采收】全国各地均有栽培。秋、冬果实成熟时，割取全株，晒干，打下果实，除去杂质。

【性味归经】甘，平。入脾、大肠经。

【功能主治】火麻仁甘，平，富含油脂，归脾、大肠经，有润肠通便作用。用于治疗津枯血少之肠燥便秘。其味甘性补，对老人、产妇之血虚津枯肠燥便秘，尤为适宜。脾胃虚寒者慎用。

【不良反应】火麻仁含脂肪、蕈毒素、胆碱等，食入大量（100～200克），可致中毒，中毒症状为恶心，呕吐，腹泻，四肢麻木，哭闹，失去定向力，抽风，昏迷，瞳孔散大，血压下降，昏睡以致昏迷抽搐等。

【现代研究】火麻仁种子含脂肪油，油中含饱和脂肪酸、油酸、亚油酸、亚麻酸；还含葫芦巴碱、异亮氨酸甜菜碱、白色蕈毒素、植酸；尚含蛋白质、麻仁球朊酶、维生素B_1、维生素B_2、蕈毒素、胆碱、挥发油、卵磷脂、甾醇、葡萄糖醛酸等。火麻仁中脂肪油有润滑肠道的作用，在肠中遇碱性肠液产生脂肪酸，刺激肠黏膜，使肠蠕动加快，并减少大肠吸收水分，从而产生泻下作用。火麻仁可使麻醉猫及正常大鼠血压显著下降。火麻仁可明显降低高脂饲料引起的大鼠血清胆固醇升高。本品水溶性生物碱对豚鼠及家兔的离体肠管均有明显的兴奋作用，可降低血清睾酮水平，并减少精液中精子的密度，抑制精子的活动性，因此可造成不孕。

· 常用单方 ·

方一 火麻仁馏油

【用法】采用减压干馏和减压分馏工艺方法，制取200℃～300℃馏分，配制成3%的火麻仁馏油涂膜剂。涂膜剂的基质为松香乙醇溶液。取上药，每日早晚两次外涂皮损处，7天为1疗程，每周复诊1次。所有病人在治疗期间停用其他口服及外用药物。对照组应用氟轻松霜，方法与火麻仁馏油相同。

【功能主治】抗炎，抗过敏，止痒和麻醉神经末梢。主治神经性皮炎。

【疗效】应用火麻仁馏油治疗116例神经性皮炎，最短1个疗程痊愈，最长4个疗程痊愈，平均17.5天。特别是对反复发作，长期外用类固醇皮质激素治疗无效的病例，更能收到满意疗效。

【来源】临床皮肤科杂志，1997.（1）：28～29

方二 火麻仁50克

【用法】取上药，加水300毫升浸泡60分钟，文火煎取150毫升。复煎加水150毫升，煮沸后20分钟取汁，2次煎液相兑，早晚分服，每天1剂。以每天软便2～3次为度，不必尽剂。

【功能主治】通腑润肺，以除肺脏虚火。主治虚火喉痹。

【疗效】应用本方治疗虚火喉痹有满意疗效，经临床应用30余例，疗效确切，唯病人阴虚较重时，须配伍养阴之品。

【来源】新中医，2002. 34（1）：29

三、峻下逐水药与土单方

牵牛子

【来源】为双子叶植物药旋花科植物牵牛或毛牵牛等的种子。

【别名】草金铃、金铃、黑牵牛、白牵牛、黑丑、白丑。原植物牵牛，又名：盆甑草、狗耳草、牵牛花、勤娘子、姜花、裂叶牵牛、打碗花、江良科、常看藤叶牵牛、喇叭花。毛牵牛又名：圆叶牵牛、紫花牵牛。

【处方用名】二丑、黑白丑、牵牛子、炒二丑、黑丑、白丑、炒黑白丑、黑牵牛、白牵牛。

【用量与用法】内服：入丸、散，每次1.5~3克；煎服，3~9克。

【产地采收】牵牛子全国各地均有分布。毛牵牛全国大部分地区有分布。7~10月间果实成熟时，将藤割下，打出种子，除去果壳杂质，晒干。

【炮制研究】处方中写二丑、黑白丑、牵牛子、黑丑、白丑等均指生牵牛子。为原药去杂质生用捣碎入药者。炒二丑又名炒牵牛子，为净牵牛子用文火炒至微黄捣碎入药者，减缓毒性，增强消积功效。

【性味归经】苦，寒，有毒。入肺、肾、大肠经。

【功能主治】泻水消肿，祛痰逐饮，杀虫攻积。1. 用于水肿腹水、二便不利、脚气等症。牵牛子泻下之力颇强，又能通利小便，可使水湿从二便排出而消水肿。如治水肿喘满、二便不利等症，可配合桑白皮、木通、白术、陈皮等同用；如用于腹水肿胀，可配合攻下逐水药如甘遂、芫花、大戟等同用。2. 用于痰壅气滞、咳逆喘满。牵牛子泻下而能祛痰逐饮，痰饮去则气机得畅，喘满得平，常与葶苈子、杏仁等配合应用。3. 用于虫积腹痛。牵牛子既能驱杀肠寄生虫，并有泻下作用，使虫体得以排除，常配伍槟榔、大黄等同用，对蛔虫、绦虫都有驱杀作用。

孕妇及胃弱气虚者忌服。

【不良反应】对人体有毒性，大量服用除直接引起呕吐、腹痛及黏液血便外，还可刺激肾脏，引起血尿，严重者可损及神经系统，尤以舌下神经易受损，致舌运动麻痹而语言障碍，重者可致昏迷。

【现代研究】现代研究表明，牵牛子含牵牛子苷、牵牛子酸、没食子酸以及麦角醇、裸麦角碱、野麦角碱等。牵牛子有明显的泻下作用，牵牛子苷在肠内水解产生牵牛子素，刺激肠壁，增加蠕动，导致泻下。此药由尿排泄，能加强肾脏的活动，使尿量增加。牵牛子苷能兴奋离体兔肠和离体大鼠子宫。体外试验对蛔虫和绦虫有一定杀灭效果。

· 常用单方 ·

方一　黑白丑各适量

【用法】取黑白丑各等份，炒熟，研成粉末，用鸡蛋1个加油煎至将成块时，把药粉撒在蛋上。于早上空腹服用，成人每次服3～4.5克，小儿酌减，每隔3天服1次，严重者可服3次。

【功能主治】泻下驱虫。主治蛲虫病。

【疗效】应用本方治疗41例，全部治愈，一般2次即可。

【来源】新中医，1977.（1）：47

方二　牵牛子10克

【用法】取上药，研成细粉，加入面粉100克（二者比例为1∶10），烙成薄饼。空腹1次食尽，半月后重复1次。儿童用量减半。

【功能主治】泻下驱虫。主治蛲虫病。

【疗效】应用本方治疗35例，经治1次后症状全部消失，随访3～6月，只有2例复发（估计与再次感染虫卵有关）。

【来源】新中医，1988.（1）：6

方三　牵牛子适量

【用法】取上药，洗净置锅内，文火炒约5分钟，研末，每晚睡前半小时服2～3克，疗程1个月。

【功能主治】泻下通便。主治顽固性便秘。

【疗效】应用本方治疗顽固性便秘23例，痊愈6例（26%），显效8例（35%），好转8例（35%），无效1例（4%），总有效率为96%。

【来源】四川中医，2000.28（9）：12

方四 牵牛子适量

【用法】取上药，洗净、清炒，炒至微鼓起，粉碎、过筛、装胶囊即得。制成胶囊药含量为0.3克每粒。发作期口服牵牛子胶囊1.2克，每日3次；缓解期预防发作0.6克，每日3次。

【功能主治】逐痰顺气。主治偏头痛。

【疗效】应用本方治疗偏头痛患者103例，有效及显效的患者在治疗期间均未见头痛发作，停药1年后，有效的患者无头痛发作，显效的患者3例偶有头痛发作，但其症状轻微；8例无效患者，服药期间头痛症状虽然有所缓解，但停药后就发作，发作间歇未见延长。

【来源】实用医药杂志，2003.23（7）：859

甘遂

【来源】为双子叶植物药大戟科植物甘遂的根。

【别名】主田、重泽、苦泽、甘泽、陵藁、甘藁、电丑、陵泽、肿手花根。

【处方用名】甘遂、漂甘遂、生甘遂、制甘遂、煮甘遂、醋甘遂、煨甘遂等。

【用量与用法】入丸散服，每次0.5~1克。外用适量，生用。内服醋制用，以减低毒性。本品药性峻烈，非气壮邪实者禁用。

【产地采收】分布陕西、河南、山西、甘肃、河北等地。药材主产陕西、山东、甘肃、河南等地。春季开花前或秋末茎苗枯萎后采挖根部，除去泥土、外皮，以硫黄熏后晒干。

【炮制研究】处方中写甘遂、漂甘遂指生甘遂，为原药去杂质在清水中反复浸漂，捞出切片晒干入药者。制甘遂又名煮甘遂。为漂甘遂与豆腐同煮至无白心时捞出，晒干切片入药者。毒性减小，药效增强。醋甘遂为漂甘遂片用米醋拌匀，稍闷，待醋吸干，再用文火炒至深黄色入药者。毒性减小。煨甘遂为漂甘遂片用麦麸炒至深黄色取出晾凉入药者。

【性味归经】苦，寒，有毒。入肺、肾、大肠经。

【功能主治】泻水逐饮，消肿散结。1. 用于水肿腹水，留饮胸痛，以及癫痫等症。甘遂为峻下之品，具有攻水逐饮之功，故可用于胸水腹水、面浮水肿等症，常配合牵牛子、大戟、芫花等药同用。由于本品功能逐饮祛痰，故又能用于痰迷癫痫，可配朱砂应用。2. 外用于湿热肿毒之症。甘遂研末，水调外敷，能消肿破结，故可用于因湿热壅滞而结成的肿毒，但主要宜用于初起之时，并须配合清热解毒药内服。

气虚、阴伤、脾胃衰弱者及孕妇忌服。

【不良反应】不良反应大，可引起呼吸困难，血压下降等。醋制后其泻下作用和毒性均有减轻。

【现代研究】现代研究表明，甘遂含多种二萜类成分，如甘遂萜酯等。有明显的泻下作用，而以生甘遂作用较强，但毒性也大。具有抗生育作用，能终止妊娠。还能抑制机体免疫功能。此外，尚有镇痛、抗白血病作用。小鼠口服生甘遂和炙甘遂的乙醇浸膏，均呈明显泻下现象。生甘遂制剂的泻下作用较强，毒性也较大。甘遂注射液有明显的抗生育作用，对中期妊娠的豚鼠和孕羊均有引产作用。甘遂注射液能使母体血浆及羊水中前列腺素明显增高。甘遂水煎剂对大鼠无利尿作用，反而有尿量减少的倾向。甘遂乙醇及乙醚浸剂对实验性腹水大鼠的排尿量比水煎剂高。甘遂水煎醇沉物对免疫系统有明显的抑制作用。甘遂根的95%乙醇提取物有抗白血病作用。生甘遂小量能使离体蛙心收缩力增强，但其频率不变，大量时则抑制蛙心收缩。甘遂中含有的甘遂萜酯有镇痛作用。甘遂注射液无致畸和致突变作用。

━━━━ ·常用单方· ━━━━

方一 生甘遂适量

【用法】取上药，研末。每次1.5~2克，口服，连续服用7~20天。

【功能主治】逐饮消肿。主治胸腔

积液。

【疗效】应用本方治疗18例，获得满意疗效。

【来源】中药通报，1987.（5）：7

方二　甘遂适量

【用法】取上药，研为细粉。吞服，每次2克，每3～4小时1次。可同时配合纠正水电解质紊乱，抗菌消炎，解痉止痛。

【功能主治】泻下通便，通腑散结。主治麻痹性肠梗阻、机械性肠梗阻、蛔虫性肠梗阻、粘连性肠梗阻。

【疗效】应用本方治疗各种肠梗阻10例，均获得较好效果。

【来源】浙江中医杂志，1990.（2）：78

方三　生甘遂50克

【用法】取上药，研为细末。再取鸡蛋20枚，煮熟去壳，用竹筷子将蛋戳洞穿透，然后将甘遂与鸡蛋放入水中同煮15分钟，弃去药汤、药渣。每次进食鸡蛋1个，每天2次。

【功能主治】消肿散结。主治慢性淋巴结炎。

【疗效】应用本方治疗21例，治愈16例，好转4例，无效1例。

【来源】辽宁中医杂志，1990.（10）：32

方四　甘遂适量

【用法】取上药，按每千克甘遂用0.4～0.5千克米醋比例拌匀，置于锅内用文火炒至微干后取出晾干，碾粉过80目筛即制成醋甘遂粉。每0.5克装入1枚胶囊中备用，于早餐后服。每天1粒。一般可连用5～7天。通常在服药后不久就出现解稀水样大便。出现腹泻时可口服10%氯化钾，每次10毫升，每日3次，以防钾损失过多。同时适当静脉滴注人血白蛋白等以支持治疗，防止攻伐太过而伤及正气。

【功能主治】逐饮消肿。主治肝硬化腹水。

【疗效】应用本方治疗肝硬化腹水15例，显效9例，有效4例，无效2例，总有效率86.7%，

【来源】广西中医药，1997.（4）：27

大戟

【来源】为双子叶植物药大戟科植物大戟或茜草科植物红芽大戟的根。

【别名】下马仙。

【处方用名】大戟、大吉、京大戟、红大戟、醋大戟、煨大戟、红牙大戟、红芽大戟。

【用量与用法】煎服，1.5~3克；入丸散服，每次1克。外用适量，生用。内服醋制用，以减低毒性。

【产地采收】1.大戟分布东北、华东地区及河北、河南、湖南、湖北、四川、广东、广西等地。2.红芽大戟分布福建、广东、广西、贵州、云南、西藏等地。春季未发芽前，或秋季茎叶枯萎时采挖，除去残茎及须根，洗净晒干。

【炮制研究】处方中写大戟、大吉、京大戟、红大戟等均指生大戟，为原药去杂质，洗净，润切晒干入药者。有毒，用量宜小。醋大戟为大戟片用醋拌匀，至醋吸尽，再用文火炒干入药者，毒性减小。煨大戟为大戟片用麸炒至深黄色时取出晾凉入药者，减缓毒性。

【性味归经】苦、辛，寒，有毒。入肺、肾、大肠经。

【功能主治】泻水逐饮，消肿散结。1.用于水肿腹水，留饮胸痛等症。大戟攻水逐饮的功效，与甘遂相似，故可用于胸水、腹水、水肿喘满等症，多与甘遂、芫花等同用。2.用于疮痈肿痛及瘰疬等症。本品外用能消肿散结，内服能攻泻而通结滞。如常用成方玉枢丹，即是红芽大戟配伍千金子、山慈菇、五倍子、雄黄、麝香等品而成，外涂用于消疮肿，内服治瘰疬、腹痛、胸脘烦闷、呕吐泄泻等症。

患虚寒阴水及孕妇忌服，体弱者慎用。

【不良反应】京大戟对人及家禽有强烈的毒性及刺激性，接触皮肤引起皮炎，口服可引起口腔黏膜及咽部肿胀，剧烈呕吐及腹痛，腹泻。严重者脱水，电解质紊乱，虚脱，肾功能不良，甚至肾功能衰竭。动物试验证明，本品如与甘草配用，毒性明显增加。

【现代研究】现代研究表明，京大戟含三萜类成分大戟苷、大戟色素体等，还含有生物碱及树脂等；红大戟含蒽类成分。均具有剧烈的致泻作用，但无明显利尿作用。京大戟的泻下作用和毒性均强于红大戟。红大戟对金黄色葡萄球菌、绿脓杆菌、痢疾杆菌、肺炎双球菌及溶血性链球菌等有抑制作用。

· 常用单方 ·

方一 新鲜红大戟带根全草适量

【用法】先将毒蛇咬伤部位用力挤出含毒血水，然后取上药，洗净，捣成糊状。直接将药敷在伤口处，纱布包扎。再取洗净的大戟20克，煎汤服下，每天2次，令患者吐泻。

【功能主治】泻下解毒，消肿止痛。主治毒蛇咬伤。

【疗效】应用本方治疗毒蛇咬伤，用药2~3天后毒可消除，使伤者脱离危险。

【来源】植物杂志，1987.（6）：13

方二 新鲜红大戟全草500克

【用法】取上药，洗净后铁锅煎煮，取汁300毫升。顿服，出现呕吐下利后，狂势衰减不显者，次日继续用上药250克煎服。狂势得挫后，用糜粥调养。

【功能主治】逐饮消痰，镇静安神。主治躁狂型精神分裂症。

【疗效】应用本方治疗12例，均获痊愈。对全部病例进行远期疗效随访，其中1~5年者6例，6~10年者5例，10年以上者1例，均未见复发。本法只适应于邪正俱实者。

【来源】广西中医药，1987.10（4）：9

方三 红大戟3克

【用法】取上药，放在口中含服，每天2次。

【功能主治】解毒利咽。主治慢性咽炎。

【疗效】应用本方治疗54例，痊愈24例，显效21例，进步6例，无效3例。

【来源】江西中医药，1987.18（4）：3

方四 大戟根适量

【用法】取上药，洗净，刮去粗皮后切片，每500克以食盐10克，加水适量拌匀，待水吸入后晒干或烘干呈淡黄色，研成细末，装胶囊。每次口服0.45~0.6克，空腹用温开水送下，隔日1次，连服6~9次为1个疗程。

【功能主治】逐水退肿。主治急、慢性肾炎水肿。

【疗效】据湖北中医药大学报道，应用本方共观察60余例，均有显著的消肿作用，一般经治5~7天后水肿可完全消失。孕妇、心力衰竭、食道静脉曲张及体弱者禁用。

【来源】录自《有毒中草药大辞典》

巴豆

【来源】为双子叶植物药大戟科植物巴豆的种子。

【别名】巴菽、刚子、江子、老阳子、双眼龙、猛子仁、巴果、巴米、双眼虾、红子仁、豆贡、毒鱼子、銮豆、贡仔、八百力、大叶双眼龙、巴仁、芒子。

【处方用名】巴豆、巴豆仁、巴豆肉、大巴豆、肥江子、生巴豆、巴豆霜、炒巴豆仁。

【用量与用法】入丸散服，每次0.1～0.3克，一般不入煎剂。大多制成巴豆霜用，以减低毒性。外用适量。本品有大毒，故非急症必须时，不得轻易使用。

【产地采收】分布四川、湖南、湖北、云南、贵州、广西、广东、福建、台湾、浙江、江苏。药材主产四川、广西、云南、贵州。以四川产量最大，质量较佳。此外，广东、福建等地亦产。8～9月果实成熟时采收，晒干后，除去果壳，收集种子，晒干。

【炮制研究】处方中写巴豆、大巴豆、肥江子、巴豆仁、巴豆肉均指炒巴豆仁，为原药用黏稠米汤浸拌，置阳光下曝晒去皮，取净。

仁炒至焦黑入药者，毒性减小。

生巴豆为净巴豆仁生用入药者，有大毒，多外用。

巴豆霜为生巴豆仁碾碎，用多层草纸包裹，压去油，然后研细过筛入药者。

【性味归经】辛，热，有大毒。入胃、肺、大肠经。

【功能主治】峻下冷积，逐水退肿，祛痰利咽，蚀疮。1. 用于寒积便秘，水肿腹水。巴豆药性猛烈，为温通峻下药，能祛寒积而通便秘，泻积水而消水肿，适用于身体实壮的水肿、腹水，以及寒积便秘等症。治寒积便秘，常配干姜、大黄等同用；治腹水水肿，可与杏仁等同用。2. 用于小儿痰壅咽喉、气急喘促等症。巴豆对痰壅咽喉、气急喘促、胸膈胀满、窒息欲死，内服配胆南星等，有豁痰开咽的功效；如症情危急，也可用巴豆霜少量灌服，促使吐出痰涎而通闭塞。3. 用于肺痈、咳嗽胸痛、痰多腥臭等症。巴豆祛痰作用甚强，用治肺痛，常配合桔梗、贝母等同用。4. 用于痰迷心窍、癫痫等症。巴豆攻泻劫痰，治癫痫痴狂，常与朱砂、牛黄等药同用，以祛痰而治窍闭。5. 用于疮疡化脓而未溃破者。巴豆外用有腐蚀作用，故可暂用于疮疡脓热而未溃破者，如验方咬头膏以巴豆配伍乳香、没药、蓖麻子等药，外贴患处，能腐蚀皮肤，促使溃破。

无寒实积滞、孕妇及体弱者忌服。

【不良反应】巴豆有大毒，人服巴豆油20滴可致死。内服巴豆中毒的主要症状为急性胃肠道炎症，并可发生严重的口腔炎，咽喉炎，剧烈腹泻，水泻或黏液血便，脉搏快而弱，血压下降，甚至休克。

【现代研究】现代研究表明，巴豆含巴豆油，油中含油酸、亚油酸、肉豆蔻酸、巴豆酸等，另含蛋白质等。巴豆泻下的有效成分是巴豆油，能刺激肠道蠕动而致泻，大量的巴豆油引起剧烈泻下，甚至导致死亡。巴豆油提取物有抗肿瘤作用，同时巴豆油、巴豆树脂、巴豆醇酯有促进肿瘤发生作用。极少量的巴豆油口服、腹腔注射或皮下注射小鼠，均呈现镇痛作用。巴豆煎剂有较强的抑菌作用。巴豆毒素能抑制蛋白质的合成。巴豆油能通过化学感受器的作用，反射性地升高动物血压。巴豆毒素能溶解红细胞，对血细胞有凝集作用。巴豆油对血小板凝聚有促进作用。巴豆对皮肤、黏膜有刺激性。巴豆水浸液对钉螺、鱼虾、田螺及蚯蚓等均有毒杀作用。

·常用单方·

方一 巴豆仁适量

【用法】取上药，切碎，置胶囊内。每次服100毫克，小儿酌减，每4～5小时用药1次，至畅泻为度，每24小时不超过400毫克。

【功能主治】驱蛔利胆。主治胆绞痛、胆道蛔虫症。

【疗效】据武汉医学院第二附属医院中西医结合治疗急腹症小组报道，应用本方治疗胆绞痛100例（其中胆系感染82例，胆石症18例）、胆道蛔虫症55例，均获满意疗效。

【来源】新医药学杂志，1977.（2）：18

方二 巴豆仁60克

【用法】取上药及猪脚1对，小儿及体弱者减半，共放大容器内，加水炖至猪脚熟烂，去巴豆仁和骨，不加盐，每天分2次空腹服。如未愈，每隔1周再服1次，可连服20剂。

【功能主治】消炎止痛。主治骨髓炎、骨结核、多发性脓肿。

【疗效】应用本方治疗23例，痊愈17例，好转5例，无效1例。服药后每天腹泻次数少于8次而全身情况尚好者，属服药正常反应，不必处理。

【来源】湖南医药杂志，1979.（1）：39

方三 巴豆适量

【用法】取上药1粒，去壳捣烂；川椒6克，研末过筛。上药以饭为丸，如油菜籽大，晾干，每一蛀孔用棉裹1丸置入，每天2次。

【功能主治】消肿止痛。主治龋齿疼痛。

【疗效】应用本方治疗22例，均取得满意效果。一般置药20分钟即可止痛，重者亦只需3天。

【来源】浙江中医杂志，1982.

（11~12）：504

方四 巴豆适量

【用法】取上药，去壳去皮，保留整仁不碎。将黄蜡（蜂蜡）化开，用针尖扎上巴豆，在已熔开的黄蜡中蘸一下，取出旋转冷却，使黄蜡将巴豆全部均匀包住，不可缺损即可。每天早饭前吞服7粒，病情严重者可早晚各吞服7粒。

【功能主治】杀虫抗痨。主治结核病。

【疗效】应用本方治疗13例，其中肺结核3例，痊愈1例，显效2例；肠结核3例，全部治愈；腰椎、膝关节结核5例，痊愈3例，显效1例，无效1例；淋巴结核2例，痊愈1例，显效1例。总有效率为92.3%。

【来源】四川中医，1983.（2）：54

方五 巴豆仁120克

【用法】取上药，放入已熔化黄蜡120克的锅内炸成深黄色，滤出黄蜡液弃之（有毒），在竹筛上散开巴豆仁，待其上黄蜡凝后收起备用。每次5粒，每天3次，温开水送服

（必须囫囵吞下），1个月为1个疗程，停药10天后再服第2个疗程，以愈为度。

【功能主治】软坚消痈。主治乳腺增生症。

【疗效】应用本方治疗458例，痊愈或基本痊愈455例，无效3例。

【来源】河南中医，1983.（3）：35

方六 **巴豆1枚**

【用法】取上药，去壳留仁。将麻油适量倒入粗糙土碗内，用手紧捏巴豆在碗底碾磨，磨尽备用。用时剃去头发，然后用棉签蘸上药液涂抹患处，最后用油纸覆盖并固定，7天后揭去油纸，待痂壳自行脱落。涂药3天内局部可有轻度肿痛，数天后可自行消失。注意本药不宜重复使用及涂抹太多。

【功能主治】解毒疗癣。主治头皮黄癣。

【疗效】应用本方治疗本病有显效，一般涂药1次可愈。

【来源】四川中医，1983.（4）：39

方七 **巴豆100克**

【用法】取上药及黄蜡180克，先把黄蜡加热熔化，再加入去壳的巴豆，文火煮15分钟左右，将巴豆捞出晾干，以巴豆不崩不裂，有薄薄一层黄蜡为宜。成人每次服5粒（需囫囵吞下），以后逐渐增加到每次20粒，每天3次，小儿和老人酌减，21天为1个疗程。

【功能主治】消炎通窍。主治慢性鼻窦炎。

【疗效】应用本方治疗90例，痊愈50例，好转31例，无效9例，总有效率为90%。一般1个疗程即愈，个别2~3个疗程方愈。

【来源】河南医药，1983.3（4）：247

方八 **巴豆适量**

【用法】取上药，去油，用鲜姜汁调成糊状，做成枣核大栓剂，中间留一小孔，外裹一层薄药棉。用时根据病情轻重，塞入一侧或双侧后鼻腔内，每天1次，每次置放1~2小时，7次为1个疗程。

【功能主治】消痰平喘。主治支气管哮喘及哮喘性支气管炎。

【疗效】应用本方治疗30例，治

愈23例，显效6例，无效1例。本方对寒性哮喘疗效最好。

【来源】辽宁中医杂志，1983.（9）：4

方九　巴豆适量

【用法】将食醋适量倒入大碗内，取上药去壳留仁磨浆，以稠为度。

患处先用100%食盐水或冷开水清洗，擦干，用棉签蘸药浆涂擦，每周1次。

【功能主治】杀虫止痒。主治神经性皮炎。

【疗效】应用本方治疗本病疗效显著。

【来源】重庆徐某

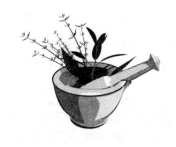

第四章

利水渗湿药与土单方

凡能通利水道，渗除水湿的药物称为利水渗湿药。

　　利水渗湿药功能通利小便，具有排除停蓄体内水湿之邪的作用，可以解除由水湿停蓄引起的各种病症，并能防止水湿日久化饮，水气凌心等，故临床应用具有重要意义。

　　利水渗湿药主要适用于小便不利、水肿、淋症等病症，对于湿温、黄疸、湿疮等水湿为患，亦具有治疗作用。

　　利水渗湿药味多甘、苦、淡，性多寒、平。主要归肾、膀胱经，兼入脾、肺、小肠经。

茯苓

【来源】为菌类植物药多孔菌科植物茯苓的干燥菌核。

【别名】茯菟、茯灵、茯零、伏苓、伏菟、松腴、绛晨伏胎、云苓、茯兔、松薯、松木薯、松苓。

【处方用名】茯苓、云苓、云茯苓、白茯苓、朱茯苓、砾茯苓、茯苓片、朱衣茯苓、砾衣茯苓、辰茯苓、连皮苓、带皮苓、连皮茯苓等。

处方中写茯苓、云苓、白茯苓均指生白茯苓，为原药去皮切片入药者。

朱茯苓又名朱衣茯苓、辰茯苓。为平片苓用清水喷湿，外用朱砂粉涂红晾干入药者。

【用量与用法】煎服，10~15克。

【产地采收】分布河北、河南、山东、安徽、浙江、福建、广东、广西、湖南、湖北、四川、贵州、云南、山西等地。主产安徽、湖北、河南、云南，此外贵州、四川、广西、福建、湖南、浙江、河北等地亦产。野生茯苓一般在7月至次年3月间到马尾松林中采取。

加工：茯苓出土后洗净泥土，堆置于屋角不通风处，亦可贮放于瓦缸内，下面先铺衬松毛或稻草一层，并将茯苓与稻草逐层铺迭，最上盖以厚麻袋，使其"发汗"，析出水分，然后取出，将水珠擦去，摊放阴凉处，待表面干燥后再行发汗。如此反复3~4次，至表面皱缩，皮色变为褐色，再置阴凉干燥处晾至全干，即为"茯苓个"。切制：于发汗后趁湿切制，亦可取干燥茯苓以水浸润后切制。将茯苓菌核内部的白色部分切成薄片或小方块，即为白茯苓；削下来的黑色外皮部即为茯苓皮；茯苓皮层下的赤色部分，即为赤茯苓；带有松根的白色部分，切成正方形的薄片，即为茯神。切制后的各种成品，均需阴干，不可炕晒，并宜放置阴凉处，不能过于干燥或通风，以免失去黏性或发生裂隙。

【性味归经】甘、淡，平。入心、脾、肾经。

【功能主治】利水渗湿，健脾，化痰，宁心安神。1. 用于小便不利，水肿等症。茯苓功能利水渗湿，而药性平和，利水而不伤正气，为利水渗湿要药。凡小便不利、水湿停滞的症候，不论偏于寒湿，或偏于湿热，或属于脾虚湿聚，均可配合应用。如偏于寒湿者，可与桂枝、白术等配伍；偏于湿热者，可与猪苓、泽泻等配伍；属于脾气虚者，可与党参、黄芪、白术等配伍；属虚寒者，还可配附子、白术等同用。2.用于脾虚泄泻，带下，茯苓既能健脾，又能渗湿，对于脾虚运化失常所致泄泻、带下，应用茯苓有标本兼顾之效，常与党参、白术、山药等配伍。又可用为补肺脾，治气虚之辅佐药。3.用于痰饮咳嗽，痰湿入络，肩背酸痛。茯苓既能利水渗湿，又具健脾作用，对于脾虚不能运化水湿，停聚化生痰饮之症，具有治疗作用。可用半夏、陈皮同用，也可配桂枝、白术同用。治痰湿入络、肩酸背痛，可配半夏、枳壳同用。4.用于心悸，失眠等症。茯苓能养心安神，故可用于心神不安、心悸、失眠等症，常与人参、远志、酸枣仁等配伍。

虚寒精滑或气虚下陷者忌服。

【现代研究】现代研究表明，茯苓中茯苓糖为主成分，含量为84.2%，硬烷含0.68%，纤维素含量2.84%，三萜类化合物茯苓酸、松苓酸。此外，尚含有组氨酸、胆碱、葡萄糖等其他成分。另有报道，茯苓中β-茯苓聚糖为主成分，即茯苓多糖，茯苓糖，约占干燥品的93%。其主要药理活性成分，具有抗肿瘤、提高免疫功能等作用。对免疫功能的影响。茯苓多糖体具有增强免疫功能的作用。它具有抗胸腺萎缩及抗脾脏增大和抑瘤生长的功能。羧甲基茯苓多糖还是免疫调节、保肝降酶、间接抗病毒、诱生和促诱生干扰素、减轻放射副反应、诱生和促诱生白细胞调节素等多种生理活性，无不良不良反应。茯苓三萜化合物使胰岛素的分化诱导活性增强，三萜化合物本身也有分化诱导活性。

· 常用单方 ·

方一　茯苓500克

【用法】取上药，烘干，研为细末，备用。每次6克，每天2次，口服；或于睡前服10克。同时外用酊剂（补骨脂25克、旱莲草25克，用200毫升75%酒精浸泡1周后即可），1天数次涂患处。

【功能主治】健脾生发。主治斑秃。

【疗效】应用本方治疗8例，均在2个月内治愈，未出现不良反应。

【来源】中华皮肤科杂志，1982.（2）：110

方二 茯苓适量

【用法】取上药，研为细粉，炒后放瓷瓶内备用。1岁以内每次1克，每天3次，口服。

【功能主治】健脾渗湿止泻。主治婴幼儿秋季腹泻。

【疗效】应用本方治疗93例，治愈79例，好转8例，无效6例。

【来源】北京中医，1985.（5）：31

方三 茯苓适量

【用法】取上药，制成含量为30%的饼干。每次服8片（每片含生药3.5克），儿童减半，每天3次，1周为1个疗程。如制饼干有困难，则可采用研粉煮粥法，每次30克，每天3次。

【功能主治】健脾利水。主治水肿。

【疗效】应用本方治疗30例，显效23例，有效1例，无效6例。据观察，茯苓饼干的疗效比同量茯苓水煎液疗效满意。茯苓制成食品剂型，经220℃以上高温烘烤后，仍具排钠保钾作用。30例患者中，服本品前大便溏薄者24例，服用后1周左右大便完全恢复正常，睡眠好转11例，脾虚纳少者食欲日趋正常。

【来源】上海中医药杂志，1986.（8）：25

方四 茯苓60克

【用法】先取红鲤鱼1条（约250克），洗净去鳞，除鳃和内脏，加入上药及清水1000毫升，用文火炖至500毫升。分2次温服，每天1剂，连服20天。

【功能主治】健脾利水消肿。主治妊娠水肿。

【疗效】应用本方治疗35例，总有效率为96.29%。

【来源】广西中医药，1990.（3）：7

泽泻

【来源】为泽泻科植物泽泻的块茎。

【别名】水泻、芒芋、鹄泻、泽芝、及泻、天鹅蛋、天秃、禹孙、禹泻、兰江、牛耳菜、酸恶俞。

【处方用名】泽泻、泽泄、泽

夕、炒泽泻、盐泽泻、盐水泽泻、建泽泻等。

【用量与用法】煎服，5～10克。

【产地采收】分布黑龙江、吉林、辽宁、河北、河南、山东、江苏、浙江、福建、江西、四川、贵州、云南、新疆等地。四川、福建有大面积的栽培。药材主产福建、四川、江西，此外贵州、云南等地亦产。商品中以福建、江西产者称"建泽泻"，个大，圆形而光滑；四川、云南、贵州产者称"川泽泻"，个较小，皮较粗糙。冬季叶子枯萎时，采挖块茎。

【炮制研究】处方中写泽泻、泽泄、泽夕指生泽泻。为原药去杂质切片生用入药者。炒泽泻为泽泻片经麸炒或清炒后入药者。盐泽泻又名盐水泽泻，为泽泻片用盐水喷淋，待吸尽，再用文火炒至微黄入药者。

【性味归经】甘、淡，寒。入肾、膀胱经。

【功能主治】利水渗湿，泄热。1.用于小便不利，水肿，泄泻，淋浊，带下，痰饮停聚等症。泽泻甘淡渗湿，利水作用与茯苓相似，亦为利水渗湿常用之品，且药性寒凉，能泄肾与膀胱之热，故对水湿偏热者，尤为适宜。治小便不利、水肿、淋浊、带下等症，常与茯苓、猪苓、车前子等配伍；治泄泻及痰饮所致的眩晕，可与白术配伍。此外，可用于肾阴不足、虚火亢盛，配地黄、山茱萸等同用，有泄相火作用。

肾虚精滑者忌服。

【不良反应】本品含有大量钾盐和刺激性物质，大量或长期使用，可导致水电解质失衡及血尿，甚至发生酸中毒，并引起恶心，呕吐，腹痛，腹泻及肝功能损害。泽泻乙醇提取物相当于生药每千克100克给小鼠灌胃，3天后未见死亡。泽泻浸膏粉1克及每千克2克（相当于临床剂量20及40倍）混于饲料中喂饲大鼠3个月，发育未见异常，但病理切片显示肝细胞及肾近曲小管有不同程度的水肿与变性，且大剂量组较小剂量组明显，给药组较对照组明显。

【现代研究】现代研究表明，本品主要含三萜类化合物泽泻醇A、泽泻醇B、乙酸泽泻醇A脂、乙酸泽泻醇B酯、表面泽醇A等；另含甾醇、生物碱、苷类、黄酮、有机酸、氨基酸、多糖、挥发油、脂肪酸、树脂、蛋白质、淀粉等成分。泽泻有明显的利尿作用，这与其含有大量的钾盐有关。而利尿作用的强弱则与采集季节、药用部位、炮制方法、给药途径及实验动物的种类有关。冬季采集的正品泽泻利尿作用最强，春季采集者则稍差。除盐泽泻外，其他炮制品都有一定利尿作用。泽泻能明显降低血清总胆固醇、甘油三酯和HDL-ch，促进血清HDL-ch水平升高，明显抑制主动脉内膜斑块的生成，预先给药则显示预防作用。另外，泽泻提取物也有抗血小板聚集、抗血栓形成及增强纤溶酶活性等作用，因而能从降低血脂、抑制内皮细胞损伤、抗血栓等多方面抑制或减轻动脉粥样硬化的发生、发展。泽泻经研究表明具有Ca^{2+}拮抗作用，还有抑制交感神经元释放去甲肾上腺素的作用。

· 常用单方 ·

方一　泽泻10～12克

【用法】取上药，水煎。每天早晚各服1次。

【功能主治】泄热利湿、益肾止遗。主治遗精。

【疗效】应用本方治疗相火妄动之遗精14例，均速获良效而愈。

【来源】中医杂志，1983.（7）：53

方二　泽泻15克

【用法】取上药，煎汤代茶饮，每天1剂。

【功能主治】清热利湿、泻泄相火。主治强中症。症见阴茎坚挺不倒、胀痛难眠，心烦口渴，舌红苔薄黄，脉弦数。

【疗效】应用本方治疗强中症3例，均获治愈。

【来源】中医杂志，1987.28（10）：65

薏苡仁

【来源】为禾本科植物薏苡的种仁。

【别名】解蠡、起实、赣米、感米、薏珠子、回回米、草珠儿、菩提子、赣珠、必提珠、芑草、薏米、米仁、薏仁、苡仁、苡米、草珠子、六谷米、珠珠米、胶念珠、尿糖珠、老鸦珠、菩提珠、药玉米、水玉米、沟子米、六谷子、裕米、尿端子、尿珠子、催生子、蓼茶子、益米。

【处方用名】薏苡、苡仁、薏米、苡米、薏苡仁、生苡仁、生薏仁、炒薏仁、炒薏米、炒苡仁、焦薏仁、焦苡仁、生薏米、生薏苡仁、蒸苡米。

【用量与用法】煎服，10～30克。清利湿热宜生用，健脾止泻宜炒用。本品力缓，用量宜大。除入汤剂、丸散外，亦可作粥食用，为食疗佳品。

【产地采收】秋季果实成熟后，割取全株，晒干，打下果实，除去外壳及黄褐色外皮，去净杂质，收集种仁，晒干。

【炮制研究】处方中写薏苡仁、薏仁、苡仁、薏苡、薏米、苡米均指生薏苡仁，或称生薏仁、生苡仁。为原药去杂质生用入药者。

炒薏苡仁又名炒薏苡、炒薏仁、炒苡仁、炒薏米、炒苡米等。为净薏苡仁用文火炒到微黄，略带焦斑入药者。

焦薏仁又名焦苡仁。为净薏苡仁用文火炒至深黄色入药者。

【性味归经】甘、淡，微寒。入脾、胃、肺经。

【功能主治】利水渗湿，健脾，除痹，排脓消痈。1. 用于小便不利、水肿、脚气、湿温等症：薏苡仁功能利水渗湿，作用较为缓弱，然而因其性属微寒，故可用于湿热内蕴之症，对小便短赤，可与滑石、通草等同用；对湿温病邪在气分，湿邪偏胜者，可与杏仁、蔻仁、竹叶、木通等同用。本品又具健脾之功，用以治脾虚水肿、脚气肿痛，配伍茯苓、白术、木瓜、吴茱萸等同用。2. 用于泄泻、带下：本品既能健脾，又能渗湿，故适用于脾虚有湿的泄泻、带下，可与白术、茯苓等配伍。3. 用于湿滞痹痛、筋脉拘挛等症：本品能祛除湿邪、缓和拘挛，故可用于湿滞皮肉筋脉引起的痹痛拘挛，常与桂枝、苍术等配合应用。4. 用于肺痈、肠痈：薏苡仁上能清肺热，下利肠胃湿热，常用于内痈之症，具有排脓消痈之功。治肺痈胸痛、咯吐脓痰可与鲜芦根、冬瓜子、桃仁、鱼腥草等配伍；治肠痈，可与败酱草、附子等同用。

孕妇慎服。

【现代研究】现代研究表明，

薏苡仁含碳水化合物79.17%，脂肪4.65%，蛋白质16.2%及少量的维生素B$_1$。种子含氨基酸（为亮氨酸、赖氨酸、精氨酸、酪氨酸等）、薏苡素、薏苡酯、三萜化合物。具有抗炎和增强机体免疫功能及抗菌作用，薏苡全草（鲜品）榨汁或根部（干品）煎剂或薏苡仁乙醇提取物也是一种有效抗菌剂。还有镇痛、退热、抗癌和轻度降血糖作用。

· 常用单方 ·

方一 薏苡仁10～30克

【用法】取上药水煎。连渣服，每天1剂，连用2～4周。

【功能主治】解毒消疣。主治扁平疣。

【疗效】应用本方治疗27例，痊愈9例，显效11例，无效7例。

【来源】中华皮肤科杂志，1958.（6）：492

方二 薏苡仁15克

【用法】取上药，与蜜枣30克，加酒适量煎服。

【功能主治】祛湿止痒。主治荨麻疹。

【疗效】应用本方治疗本病疗效满意。

【来源】江西中医药，1980.（1）：43

方三 薏苡仁30～45克

【用法】取上药，加水浓煎，滤取药液，加白糖适量。分3～5次服，隔天1剂。

【功能主治】利水消肿。主治婴儿睾丸鞘膜积液。

【疗效】应用本方治疗本病3例，均获治愈。

【来源】山东中医杂志，1985.（3）：39

方四 生薏苡仁60克

【用法】取上药，加水300毫升，煎至200毫升。分2次口服，每天1剂。

【功能主治】消炎止痛。主治坐骨结节滑囊炎。

【疗效】应用本方治疗25例，均获痊愈。

【来源】中医杂志，1987.（1）：66

车前子

【来源】为车前草科植物车前

或平车前的种子。

【别名】车前实、蛤蟆衣子、猪耳朵穗子、凤眼前仁。

【处方用名】车前子、车前仁、生车前子、炒车前子、炙车前子、盐车前子、酒车前子等。

酒车前子为净车前子用黄酒淋洒拌匀，微闷，待吸尽，再用文火炒干入药者。

【用量与用法】煎服，10～15克。宜包煎。

【产地采收】1. 大粒车前主产江西、河南。此外，东北、华北、西南及华东等地亦产。

2. 小粒车前主产黑龙江、辽宁、河北等地。此外，山西、内蒙古、吉林、陕西、甘肃、青海、山东等地亦产。秋季果实成熟时，割取果穗，晒干后搓出种子，簸去果壳杂质。

【炮制研究】处方中写车前子指生车前子，为原药去杂质生用入药。

炒车前子又名炙车前子。为净车前子用文火炒至微焦香时，取出晾凉入药。

盐车前子又名盐水炒车前子。为净车前子用文火炒至微香时，喷洒盐水，翻炒均匀，取出晾凉

入药。

【性味归经】甘，寒。入肾、肝、肺经。

【功能主治】清热利水通淋，渗湿止泻，清肝明目，祛痰止咳。1. 用于小便不利，淋沥涩痛，水肿等症。车前子甘寒清热，质沉下行，性专降泄，具有良好的通利小便、渗湿泄热功效，用于湿热下注、小便淋沥涩痛等症，常与木通、滑石等配伍应用。对于水肿、小便不利等症，也具有显著功效，为临床所常用，主要用于实症；如肾虚水肿，可配熟地、肉桂、附子、牛膝等同用。2. 用于湿热泄泻。车前子能渗利水湿，分清泌浊而止泻，利小便而实大便，临床上以治湿热泄泻为宜，症情轻者，可以单味使用，较重者可配茯苓、猪苓、泽泻、苡仁等同用。3. 用于目赤肿痛或眼目昏花。车前子清肝热而明头目，不论虚实，都可配用，如肝火上炎所致的目赤肿痛者，可与菊花、决明子、青葙子等同用；如肝肾不足所致的眼目昏花、迎风流泪，可与熟地、菟丝子等同用。4. 用于咳嗽痰多。本品又有祛痰止咳之功，以用于肺热咳嗽较宜，可与

杏仁、桔梗、苏子等化痰止咳药同用。

凡内伤劳倦，阳气下陷，肾虚精滑及内无湿热者，慎服。

【现代研究】现代研究表明，车前子含多量黏液质、琥珀酸、车前烯醇、腺嘌呤、胆碱、车前子碱、脂肪油、维生素A和维生素B等。能降低尿草酸浓度及抑制尿石形成，从而抑制肾脏草酸钙结晶沉积，预防肾结石形成。有一定的降眼压作用。还能促进呼吸道黏液分泌，稀释痰液，因而有祛痰、止咳作用。能降低皮肤及腹腔毛细血管的通透性及红细胞膜的通透性，具有一定的抗炎作用。车前子能提高肠道内水分及炭末推进百分率，改善排便情况，从而起缓泻作用。其缓泻作用与容积性泻药相类似，可用于老年人、体弱、孕妇便秘者。车前子中的果胶能降低实验性大鼠溃疡形成指数，延长胃排空时间，减轻离体兔肠的收缩，对抗氯化钡及组织胺所致痉挛。本品对伤寒杆菌、福氏痢疾杆菌、大肠杆菌、金黄色葡萄球菌、绿脓杆菌有抑制作用。

· 常用单方 ·

方一 车前子30克

【用法】取上药，浓煎取汁，加蜂蜜30毫升，和匀。每天分3～4次服。

【功能主治】清肺化痰止咳。主治百日咳。

【疗效】应用本方治疗百日咳有较显著的疗效。轻者1周，重者半月即可痊愈。

【来源】浙江中医杂志，1958. （12）：32

方二 车前子10克

【用法】取上药，烘干研末，用水送服。1周后复查，如未成功隔1周再服1次，最多服3次。如无效即为失败。

【功能主治】矫正胎位。主治胎位不正。

【疗效】据记载，应用本方治疗68例，转正率达90%。孕妇在产前检查发现胎位异常者，待妊娠28～32周时，试服车前子可望胎位矫正。

【来源】福建医药科技简报，1960. （5）：3

方三 车前子适量

【用法】取上药，炒焦研碎。4~12个月小儿每次服0.5克，1~2岁小儿每次服1克，每天3~4次。

【功能主治】健脾助运、渗湿止泻。主治小儿单纯性消化不良。

【疗效】应用本方治疗63例，治愈（药后腹泻停止，大便恢复正常）53例，平均2.1天治愈，好转6例，无效4例。

【来源】天津医药杂志，1961.3（6）：402

方四 车前子30克

【用法】取上药，纱布包住，加水煎成400毫升左右，稍加白糖。分次饮服，此为1天量。

【功能主治】健脾助运、渗湿止泻。主治小儿腹泻。

【疗效】应用本方治疗69例，治愈63例，无效6例。

【来源】中西医结合杂志，1961.（11）：697

木通

【来源】为双子叶植物药木通科植物白木通或三叶木通、木通的木质茎。

【别名】通草、附支、丁翁、丁父、蓄藤、王翁、万年、万年藤、燕覆、乌覆。

【处方用名】木通、关木通、川木通、细木通、炒木通（木通片炒至见黑斑入药者）。

【用量与用法】煎服，3~9克。据报道，关木通60克水煎服，有致急性肾功能衰竭者，故用量不宜大。

【产地采收】白木通分布江苏、浙江、江西、广西、广东、湖南、湖北、山西、陕西、四川、贵州、云南等地。药材产四川、湖北、湖南、广西等地。9月采收，截取茎部，刮去外皮，阴干。

【性味归经】苦，寒。入心、小肠、膀胱经。

【功能主治】清热利水通淋，清泄心火，通乳，利痹。1. 用于小便不利，淋沥涩痛，水肿，脚气等症。木通寒能清热，苦能泄降，功能利水通淋，为治湿热下注、淋沥涩痛要药，常与车前子、滑石等同用。且利尿力强，对小便不利、水肿、脚气等症也常恃为要药，可配其他利水消肿药如桑白皮、猪苓等同用。2. 用于心烦不眠，口舌生疮。木通性味苦寒，能入心经，且能利通小便，导热下行而降心火，故可用于心火上炎、心烦尿赤、口舌生疮等症，常与生地、竹叶、甘草同用。3. 用于乳汁稀少。木通又能通利血脉而下乳汁，故可用于产后乳汁稀少，常与王不留行、穿山甲等配伍；或与猪蹄同煮服用。4. 用于湿热痹痛。木通又能通利渗湿，以治湿热痹痛、关节不利之症，常与薏苡仁、桑枝、忍冬藤等配伍应用。

内无湿热，津亏，气弱，精滑，溲频及孕妇忌服。

【不良反应】关木通与川木通虽然在高等医学院校教材《中药学》中通称木通，没有严格区分，但《中国药典》2000年版已明确指出了关木通苦寒、有毒，不可多用久服，肾功能不全及孕妇忌服，而川木通未见中毒病例报道。20世纪60年代国内吴松寒最早报道2例因大剂量服用关木通导致肾功能衰竭。此后陆续有木通肾毒性的个案报道。而真正对木通毒性引起足够重视的是1997年日本报道了多例服用当归四逆加吴茱萸生姜颗粒剂以及关木通茶而出现的急性肾功能衰竭病例。1999年英国《刺血针》杂志报道了2个因服用含有关

木通的中草药茶治疗湿疹导致肾功能衰竭的病例。临床观察显示，短期大剂量应用木通引起急性肾功能衰竭，可伴近端及远端肾小管功能障碍，如肾性糖尿、低渗尿及肾小管酸中毒；且患者常伴有上消化道症状，如恶心、呕吐、上腹不适等。长期小剂量服药者易出现慢性肾脏病变，患者此时即使停药，肾功能损害仍可继续进展，其临床表现呈氮质血症或终末期肾功能衰竭，可有轻、中度高血压和较早出现贫血，B超检查肾脏体积缩小。目前报道木通中毒的主要成分马兜铃酸和木兰花碱均是关木通的主要成分，研究显示，马兜铃酸是导致肾损害的最主要原因，木兰花碱还有神经节的阻断作用，故应避免使用关木通。一旦发现肾毒性损伤迹象，应立即停用该药，并应采取积极的对症治疗。

【现代研究】现代研究表明，马兜铃科关木通所含化学成分主要是马兜铃酸A、马兜铃酸B、马兜铃酸C、马兜铃酸D和马兜铃内酰胺，木兰花碱、β-谷甾醇等。毛茛科川木通主要成分为齐墩果酸、常春藤苷元、脂肪酸、β-谷

甾醇等。木通科木通主要化学成分是木通皂苷、含豆甾醇等三萜化合物。有利尿、强心的作用，对痢疾杆菌、伤寒杆菌及某些皮肤真菌有抑制作用，并有一定的抗肿瘤作用。

· 常用单方 ·

方一 木通（未注明品种）50~75克

【用法】取上药，加水煎成50~100毫升，每次25~30毫升，每天2~3次，口服。

【功能主治】通经活络。主治周期性瘫痪。

【疗效】应用本方治疗4例，均在用药4剂后收到显著疗效。

【来源】辽宁中医，1977.（1）：18

滑石

【来源】为硅酸盐类矿物滑石的块状体。

【别名】液石、共石、脱石、番石、夕冷、脆石、留石、画石。

【处方用名】滑石、滑石粉、西滑石、飞滑石、水飞滑石。

【用量与用法】煎服，10~15克；宜包煎。外用适量。

【产地采收】产江西、山东、江苏、陕西、山西、河北、福建、浙江、广东、广西、辽宁等地。采得后，去净泥土、杂石。或将滑石块刮净，用粉碎机粉碎，过细筛后即成滑石粉。

【性味归经】甘、淡，寒。入胃、膀胱经。

【功能主治】清热利水通淋，清解暑热。1. 用于小便不利，淋沥涩痛及湿热泄泻等症。滑石性寒滑利，寒能清热，滑能利窍，为清热利水通淋常用之品，临床用于小便不利、淋沥涩痛等症，可配车前子、木通等品；用于湿热引起的水泻，可配合茯苓、薏苡仁、车前子等同用。2. 用于暑热烦渴，湿热胸闷等症。滑石又能清暑、渗湿泄热，对暑热病症可配合生甘草、鲜藿香、鲜佩兰等同用；治湿温胸闷、小便短赤，可配合生苡仁、通草、竹叶等同用。此外，本品外用还能清热收湿，用治湿疹、痱子等，可配石膏、炉甘石、枯矾等同用。

脾虚气弱，精滑及热病津伤者忌服，孕妇慎服。

【不良反应】美国国家环境卫生科学研究所拟于2002年公布

的 "致癌物报告" 中，把常见于口服避孕药及用于荷尔蒙取代疗法的雌激素，及女性卫生用品如爽身粉等含有滑石粉成分的列为致癌物。研究人员发现，广泛用作女性停经后的取代疗法及口服避孕药物的雌激素，一向被认为有增加子宫内膜癌及乳癌的机会。而部分开采滑石粉的地方含有石棉，开采工人患肺癌机会亦相对较高。爽身粉含有滑石粉，亦增加卵巢癌的机会。

【现代研究】滑石粉系天然的水合多聚硅酸盐，主要含水硅酸镁，为白色细微无臭的结晶粉末，有腻滑感，具有吸附和收敛作用，外用能保护皮肤，防止摩擦，减少皮肤刺激并能吸收一定量的分泌物，保持局部干燥等作用。

· 常用单方 ·

方一　滑石60克

【用法】取上药，加水浓煎，过滤取汁调入蜂蜜120毫升，白酒120毫升口服，每日1剂，连服3剂为1个疗程。

【功能主治】利水通淋。主治输尿管、膀胱结石。

【疗效】应用本方治疗输尿管、膀胱结石20例，结果全部排出尿结石。排石时间最短为3天，最长2月，多数2～3周。

【来源】临床验方集锦，第1版，福州：福建科学技术出版社，1982.167

方二　滑石15克

【用法】取上药，加水250毫升用文火煎沸30分钟，去沉渣，加入适量红糖、食盐（略带有点甜味、咸味为度）即可。频服代茶饮之。

【功能主治】利水渗湿。主治小儿秋季腹泻。

【疗效】应用此法，寒热不偏，温凉适中，泻不伤正，补不恋邪，取之方便，服之有效，甚为满意。

【来源】中国乡村医生杂志，1999.（10）：42～43

方三　细滑石粉50～60克

【用法】取上药，以沸水浸泡至水温适宜时，将其搅匀后稍作沉淀，取混浊药液200～250毫升，1次服下，视病情需要可每天服1～2次以上。

【功能主治】利水通淋。主治产后尿潴留。

【疗效】应用此法治疗30例，除1例无效外，29例均在4小时内排尿。

【来源】新中医，2001.33（7）：38

方四　灭菌滑石粉

【用法】用2.5%碘伏消毒水泡及周围皮肤，用备好的灭菌滑石粉小包置于水疱上，与创面充分接触，覆盖敷料包扎，换药每日1次，水疱吸收后巩固换药每日1~2次，然后采用暴露疗法，用碘伏涂擦创面即可，创面避免受压，帮助患者定时更换体位，7日为一个疗程。

【功能主治】燥湿敛疮。主治Ⅱ期褥疮。

【疗效】应用此法治疗Ⅱ期褥疮效果好，无不良反应，疮面结痂时间比较，治疗组最短3日，最长7日。

【来源】中华护理杂志，2004.39（2）：152

金钱草

【来源】为唇形科植物活血丹的全草或带根全草。

【别名】遍地香、地钱儿、铍儿草、连钱草、铜钱草、白耳草、乳香藤、九里香、半池莲、千年冷、遍地金钱、金钱艾、马蹄草、透骨消、透骨风、过墙风、巡骨风、蛮子草、胡薄荷、穿墙草、团经药、风草、肺风草、金钱薄荷、十八缺草、江苏金钱草、透骨草、一串钱、四方雷公根、钱凿草、钱凿王、大叶金钱草、野薄荷、马蹄筋骨草、破铜钱。

【处方用名】金钱草、大金钱草、大叶金钱草。

【用量与用法】煎服，30~60克。鲜者加倍，煎服或洗净捣汁饮服。外用适量。

【产地采收】分布东北、华北、华东等地。药材主产江苏、广东、四川、广西。此外，浙江、湖南、福建等地亦产。夏、秋两季采收，除去杂质，晒干。

【性味归经】甘、淡，微寒。入肝、胆、肾、膀胱经。

【功能主治】清热利水通淋、除湿退黄、解毒。1.用于热淋、石淋。金钱草甘淡利尿，通淋排石，性寒清热，为清热利尿通淋要药，常用于热淋，尤善治疗石淋病症，可单味浓煎代茶饮服，或与海金沙、鸡内金等同用。2.用于湿热黄疸，肝胆结石。本品又能清热利湿，利疸退黄，用于湿热黄疸，可与茵陈、栀子同用。现代治疗胆石症配伍茵陈、黄芩、木香等同用。3. 用于疮疡肿痛，蛇虫咬伤、烫伤等症。本品能清热解毒而消肿止痛，用于疔疮肿毒、蛇虫咬伤及烫伤等症，可用鲜金钱草捣汁饮服，以渣外敷局部。

脾胃虚寒慎用。

【现代研究】现代研究表明，金钱草主含酚性成分、甾醇、黄酮类、氨基酸、挥发油、钾盐、胆碱等。四川大金钱草有利胆作用，能促进肝细胞分泌胆汁，使肝胆管内胆汁增多，内压增高，奥狄氏括约肌松弛并排出胆汁。由于其利胆作用，能使胆管泥沙状结石易于排出，胆道阻塞和疼痛减轻，黄疸消退。广东金钱草亦有利胆作用。对金黄色葡萄球菌、伤寒杆菌、痢疾杆菌、绿脓杆菌等均有抑制作用。江苏金钱草、广东金钱草及四川小金钱草均有利尿作用，还有显著的抗炎作用。

· 常用单方 ·

方一　鲜金钱草适量

【用法】取上药，洗净，加少量食盐捣烂，敷于肿处，不论一侧或两侧腮腺肿大，一般都两侧一起敷药。

【功能主治】清热解毒、消肿止痛。主治流行性腮腺炎。

【疗效】应用本方治疗50例，全部治愈。腮腺肿大消退及体温下降平均为12小时。

【来源】新医学，1972.（10）：49

方二　金钱草适量

【用法】取上药，如有低热并伴明显症状者用30克，如无低热但有明显症状者用20克，无低热且症状较轻者用10克。开水浸泡后晨起顿服，或随意饮服。30天为1个疗程，一般服药2～3个疗程。

【功能主治】消炎利胆。主治非细菌性胆道感染。

【疗效】应用本方治疗52例，显著好转、好转和减轻者40例，无效12例，有效率为76.9%。治疗期间应坚持定时定量定疗程，药物要用开水充分浸泡，勿与糖、茶共饮。

【来源】北京中医，1985.（1）：26

方三　鲜金钱草100克（干品减半）

【用法】取上药水煎。口服，每天2次，每天1剂。

【功能主治】清热解毒、消肿止痛。主治痔疮。

【疗效】应用本方治疗30余例，一般服药1～3剂后肿痛即消。本法对内、外痔均有效。

【来源】中国肛肠病杂志，1986.（2）：48

方四　大叶金钱草适量

【用法】取上药，放瓦片上煅灰研末，备用。取适量用麻油调搽局部，每天2～4次，冬季外用敷料包扎。

【功能主治】清热解毒、消肿止痛。主治带状疱疹。

【疗效】应用本方治疗7例，疗效良好。

【来源】浙江中医杂志，1986.（7）：306

海金沙

【来源】为海金沙科植物海金沙的成熟孢子。

【别名】左转藤灰、海金砂。

【处方用名】海金沙、金沙粉。

【用量与用法】煎服，6～12克；宜包煎。

【产地采收】主产广东、浙江，江苏、江西、湖南、湖北、四川、广西、福建、陕西等地亦产。立秋前后孢子成熟时采收，过早过迟均易脱落。选晴天清晨露水未干时，割下茎叶，放在衬有纸或布的筐内，于避风处晒干。然后用手搓揉、抖动，使叶背之孢子脱落，再用细筛筛去茎叶即可。

【性味归经】甘，寒。入小肠、膀胱经。

【功能主治】清热利水通淋。用于石淋、热淋、膏淋。本品甘淡而寒，其性下降，功专通利水道，善泻湿热，为治淋症之常用药。用于热淋、石淋、膏淋等症，常与金钱草、泽泻、滑石、石韦等药配伍应用。

肾阴肾阳不足者慎用。

【现代研究】现代研究表明，海金沙孢子含脂肪油、海金沙素、棕榈酸、硬脂酸、油酸、亚油酸等。海金沙草含绿原酸、新绿原酸、咖啡酸、山柰酚、低聚黄酮醇等。对金黄色葡萄球菌、绿脓杆菌、福氏痢疾杆菌、伤寒杆菌等均有抑制作用。具有利胆作用，能利尿排石，可引起输尿管蠕动频率增加以及输尿管上段腔内压力增高，从而有利于输尿管结石的下移。

· 常用单方 ·

方一　鲜海金沙全草250克

【用法】取上药，加黄酒250毫升，再加清水以浸过药面为度，武火急煎15分钟。待药汁微温顿服，每天2剂。

【功能主治】消痈止痛。主治急性乳腺炎。

【疗效】应用本方治疗36例，全部有效。

【来源】江西中医药，1992.（3）：61

方二　鲜海金沙茎叶30~60克

【用法】取上药，用凉开水洗净后捣烂，加适量烧酒，调敷患处，用布带包好，每天1次。

【功能主治】消肿止痛。主治带状疱疹。

【疗效】应用本方治疗28例，全部

痊愈。一般用药1~2天疼痛即可消失，3~5天后疱疹干燥结痂脱落，5~6天即可治愈，不留后遗症。

【来源】浙江中医杂志，1993.（11）：521

方三　海金沙适量

【用法】取上药若干，装入空心胶囊，每次吞服3~5克（6~10粒），每日2~3次，或不装入胶囊用开水直接吞服，用量相同。

【功能主治】缓急止痛。主治胃脘痛。

【疗效】应用本方治疗胃脘痛31例，8例显效（胃脘痛及伴随症状消失）；18例有效（胃脘痛减轻，发作次数减少，伴随症状好转）；5例无效（胃脘痛无改善甚至加重），总有效率为83.9%。

【来源】浙江中医杂志，2001.（8）：343

方四　海金沙适量

【用法】取上药，用麻油调成糊状，敷于患处约0.3厘米厚并包扎，每日1次，同时口服吗啉胍片0.4克，每日3次。

【功能主治】清热解毒、生肌止痛。主治带状疱疹。

【疗效】应用本方治疗带状疱疹5例，均在5日内疼止，其中4例7日内结痂、脱痂，症状消失；1例10日内结痂、脱痂、症状消失。认为此法患者容易接受，且临床疗效满意。

【来源】浙江临床医学，2002.4（4）：265

石韦

【来源】为蕨类植物药水龙骨科植物石韦、庐山石韦、毡毛石韦、有柄石韦、北京石韦或西南石韦的叶。

【别名】石皮、石韦、金星草、石兰、生扯拢、虹霓剑草、石剑、潭剑、金汤匙、石背柳。

【处方用名】石韦、石苇、石尾。

【用量与用法】煎服，5~10克。大剂30~60克。

【产地采收】1. 石韦分布安徽、江苏、浙江、福建、台湾、广东、广西、江西、湖北、四川、贵州、云南等地。2. 庐山石韦分布安徽、浙江、福建、台湾、广东、广西、江西、湖南、湖北、四川、贵州、云南等地。3. 毡毛石韦分布

湖北、四川、陕西、云南、西藏等地。4. 有柄石韦分布黑龙江、吉林、辽宁、河北、河南、山东、安徽、江苏、四川、贵州、云南、陕西等地。5. 北京石韦分布河北、山东、湖北、山西、陕西、内蒙古等地。6. 西南石韦分布云南、四川、湖北等地。春、夏、秋均可采收，除去根茎及须根，晒干。

【性味归经】苦、甘，微寒。入肺、膀胱经。

【功能主治】清热利水通淋，清肺化痰。1. 用于热淋，石淋，血淋等症。石韦有清热利水通淋的作用，为治疗热淋、石淋所常用，可与滑石、海金沙、茅根等同用；因其又能止血，故治血淋亦有效验，可与蒲黄同用。2. 用于肺热咳嗽痰多。石韦能清肺化痰止咳，用于肺热咳嗽痰多，单用有效。亦可与清肺化痰之品配伍，目前还用于急、慢性支气管炎。

阴虚及无湿热者忌服。

【现代研究】现代研究表明，石韦中含有杧果苷、异杧果苷、绵马三萜、三叶豆苷等。具有镇咳祛痰、治疗慢性气管炎、利尿作用。还有抗菌、抗病毒作用，能抑制痢疾杆菌、伤寒杆菌、金黄

色葡萄球菌、变形杆菌、大肠杆菌等。

·常用单方·

方一 石韦全草适量

【用法】根据年龄大小取上药，4～9岁用15克，10～15岁用30克，16岁以上用45克，每30克加水1000毫升，煎成300毫升，加冰糖30克。分3次服，每天1剂。

【功能主治】祛痰平喘。主治支气管哮喘。

【疗效】应用本方治疗11例，痊愈7例，喘息症状减轻者2例，无改变者2例。停药后复发者再用本方治疗仍有效。

【来源】上海中医药杂志，1965.（2）：18

方二 石韦30克

【用法】取上药，与大枣10克同水煎。每天服1剂。必要时可据辨证酌加其他中药。

【功能主治】升白细胞。主治白细胞减少症。

【疗效】应用本方治疗47例，全部显效，其中服药6剂以内显效者45

例，服12剂以内显效者2例。

【来源】湖南中医杂志，1992.（1）：7

方三 有柄石韦叮20片左右（相当于2～3克）

【用法】取上药，加水500～1000毫升，水煎。分2次服，每天1剂。也可用开水浸泡，当茶饮用。

【功能主治】利水通淋。主治急、慢性肾炎。

【疗效】据记载，应用本方治疗急性肾炎39例，有效36例，无效3例。治疗肾盂肾炎20例，有效17例，无效3例。治疗慢性肾炎数十例亦收到一定疗效。

【来源】录自《中药大辞典》

方四 石韦10～15克

【用法】取上药，用开水冲泡，代茶饮，水煎服效果更佳。每次可反复冲泡，直到水无茶色，再更换石韦饮用。

【功能主治】清热利尿通淋。主治高血压病。

【疗效】应用本方治疗高血压病15例，15例病人皆显效，7例轻型高血压病人完全停用降压药物，血压稳定；3例中型高血压病人减少了降压药物品种或剂量，血压稳定；5例重型高血压病人血压有所下降（原服2种以上降压药，血压始终不降）。认为此法，实惠，疗效好，应用过程中未发现明显不良反应。但是此药属中草药性质，冲服不可能立竿见影，开始应根据病情同时服用降压药，待血压稳定后逐渐减停降压药。

【来源】中国民间疗法，2006.14（1）：59

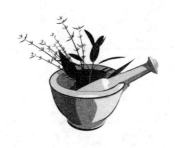

第五章

温里药与土单方

凡能温里祛寒，用以治疗里寒证候的药物，称为温里药，又称祛寒药。

　　温里药性偏温热，具有温中祛寒及益火扶阳等作用，适用于里寒之症。即是《黄帝内经》所说的"寒者温之"之义。所谓里寒，包括两个方面：一为寒邪内侵，阳气受困，而见呕逆泻痢、胸腹冷痛、食欲不佳等脏寒症，必须温中祛寒，以消阴翳；一为心肾虚，阴寒内生，而见汗出恶寒、口鼻气冷、厥逆脉微等亡阳症，必须益火扶阳，以除厥逆。

　　临床使用温里药时，应注意以下各点：

　　1. 外寒内侵，如有表证未解的，应适当配合解表药同用。

　　2. 夏季天气炎热，或素体火旺，剂量宜酌量减轻。

　　3. 温里药性多辛温燥烈，易于伤津耗液，凡属阴虚患者均应慎用。

肉桂

【来源】为双子叶植物药樟科植物肉桂的干皮及枝皮。

【别名】牡桂、紫桂、大桂、辣桂、桂皮、玉桂。

【处方用名】肉桂、桂心、桂皮、紫油桂、肉桂末、肉桂粉、板桂、官桂、上肉桂、上官桂、炒官桂、牡桂、肉桂心、安桂、大安桂。

【用量与用法】煎服，2～5克，研粉吞服或冲服每次1～2克。本品含有挥发油，不宜久煎，须后下，或另泡汁服。

【产地采收】分布福建、广东、广西、云南等地。药材主产于广西、广东、云南等地。一般于8～10月间，选择桂树，按一定阔度剥取树皮，加工成不同的规格，主要有下列几种：1. 官桂：剥取栽培5～6年的幼树干皮和粗枝皮，晒1～2天后，卷成圆筒状，阴干。2. 企边桂：剥取十余年生的干皮，两端削齐，夹在木制的凸凹板内，晒干。3. 板桂：剥取老年桂树的干皮，在离地30厘米处做环状割口，将皮剥离，夹在桂夹内晒至九成干时取出，纵横堆叠，加压，约1个月后即可完全干燥。至于"桂心"，即肉桂加工过程中留下的边条，除去栓皮者。各种肉桂商品均宜贮藏于干燥阴凉处，或入锡盒内，密闭保存。

【炮制研究】1.拣净杂质，刮去粗皮，用时打碎；2.或刮去粗皮，用温开水浸润片刻，切片，晾干。3.捣碎，磨粉，成品称"肉桂粉"。

【性味归经】辛、甘，热。入肾、脾、心、肝经。

【功能主治】补火助阳，温经通脉，散寒止痛。1. 用于肾阳不足、畏寒肢冷、脾阳不振、脘腹冷痛、食少溏泄等症。肉桂，为大热之品，有益火消阴、温补肾阳的作用，故适用于命门火衰、畏寒肢冷、阳痿、尿频等症，常与温补肝肾药如熟地、枸杞、山茱萸等配伍；对脾肾阳虚所致的腹泻，可与山药、白术、补骨脂、益智仁等同用。2. 用于久病体弱、气衰血少，阴疽色白、漫肿不溃或久溃不敛之症。本品能振奋脾阳，又能通利血脉，故常用于久病体弱、气衰血少之症，用少量肉桂配入补气、补血药如党参、白术、当归、熟地等品之中，有鼓舞气血生长之功。治阴疽自陷，可与炮姜、熟地黄、鹿角胶、麻黄、白芥子、生甘草同用。3. 用于脘腹冷痛，寒痹腰痛，经行腹痛等症，肉桂能温中散寒而止痛，故遇虚寒性的脘腹疼痛，单用一味，亦有相当功效；如虚寒甚者，尚可与其他温中散寒药如附子、干姜、丁香、吴茱萸等合用。治寒痹腰痛，可用独活、桑寄生、杜仲、续断、狗脊等同用。治妇人冲任虚寒、经行腹痛，可与当归、川芎、白芍、艾叶等配伍。

阴虚火旺，里有实热，血热妄行者忌服，孕妇慎服。

【不良反应】曾有人顿服肉桂末36克，发生头晕、眼花、咳嗽、尿少、干渴、脉数等反应。

【现代研究】现代研究表明，肉桂含挥发油，油中主要含有桂皮醛、桂皮酸、乙酸栓皮酯等，此外，尚含有黏液质、鞣质、桂皮多糖等。具有健胃作用，桂皮油对胃肠有缓和的刺激作用，可促进唾液及胃液分泌，增强消化功能，并能解除胃肠平滑肌痉挛，缓解胃肠痉挛性疼痛。它能抗血小板聚集，抑制血栓的形成。还能改善心脏血液供应，保护心肌。此外，还有抗溃疡、抗炎、抗肿瘤、抑菌、镇静、抗惊厥、镇痛、解热、升高白细胞和抗辐射等作用。

·常用单方·

方一　肉桂适量

【用法】取上药，研为细末，装入瓶内密封备用。每次3克，用开水冲服，每天3次。症状减轻后改为每次2克，每天3次，连服3周为1个疗程。如同时配合肾气丸内服，则效果更佳。

【功能主治】温肾纳气、止咳化痰。主治老年性慢性支气管炎属肾阳虚者。症见咳嗽痰多、色白，气急作喘，动则更甚，畏寒怕冷，口不渴，或伴腰膝冷痛、舌淡苔白、脉沉迟细弱等。

【疗效】应用本方治疗肾阳虚型患者多例有良效，均于2周内痊愈。

【来源】陕西中医，1983.4（1）：48

方二　肉桂100克

【用法】取上药，研为细末，装入

瓶内密封备用。用时每次取药末10克，醋调至糊饼状，每晚临睡前贴敷于双侧涌泉穴，胶布固定，第2天早晨取下。

【功能主治】温肾暖脾摄津。主治小儿流涎属脾阳虚。

【疗效】应用本方治疗6例，均收到满意疗效。一般连敷3～5次可告愈。

【来源】中医杂志，1983.（8）：78

方三　肉桂250克

【用法】取上药，研为细末，装入瓶内密封备用。每次5克，每天2次，口服，连服3周为1个疗程。

【功能主治】温肾壮阳、散寒止痛。主治腰痛属肾阳虚者。症见腰部冷痛，得温则舒，得寒加重，活动不利，舌淡苔白。

【疗效】应用本方治疗102例，包括风湿性脊柱炎35例，类风湿性脊柱炎5例，腰肌劳损55例，原因不明者7例。治愈47例，显效39例，有效14例，无效2例。

【来源】中西医结合杂志，1984.4（2）：115

方四　肉桂200克

【用法】取上药，研为细末，装入

瓶内密封备用。用时根据病损大小，取肉桂末适量，用好米醋调成糊状，涂敷病损处，2小时后药糊干后即除去。若不愈，隔1周后再依法涂敷1次。

【功能主治】抗炎止痒。主治神经性皮炎。

【疗效】应用本方治疗50例，均收到满意疗效。一般轻者1次，重者2～3次即愈。

【来源】辽宁中医杂志，1984.（4）：封三

▍吴茱萸

【来源】为双子叶植物药芸香科植物吴茱萸的未成熟果实。

【别名】吴萸、左力。

【处方用名】吴茱萸、吴萸、吴芋、吴于、吴萸子、吴于子、淡吴萸、炙吴萸、炒吴萸、黄连炒吴萸、姜汁炒吴萸、盐炒吴萸等。

处方中写吴茱萸、吴萸、吴芋、吴于、吴萸子、吴于子等均指生吴茱萸。为原药材去杂质生用入药者。

【用量与用法】煎服，1.5～6克。外用适量。

【产地采收】分布于长江流域

及华南一带和陕西等地。药材主产贵州、广西、湖南、云南、陕西、浙江、四川等地。8~10月，果实呈茶绿色而心皮尚未分离时采收。摘下晒干，除去杂质。如遇阴雨，用微火烘干。

【炮制研究】淡吴萸又名泡吴萸。系原药材经开水或甘草水浸泡，漂洗后晒干入药者。

炙吴萸为净吴萸用甘草汤浸泡，待吸尽汤液，用微火焙干入药者。

炒吴萸为净吴萸用文火炒至发泡，较原色稍深为度者。

黄连炒吴萸为净吴萸用黄连汁拌炒者。

姜汁炒吴萸为净吴萸用姜汁拌炒者。

盐炒吴萸为净吴萸用盐水拌炒者。

醋炒吴萸为净吴萸用醋拌炒者。

【性味归经】辛、苦，热，有小毒。入肝、脾、胃、肾经。

【功能主治】温中止痛，降逆止呕，助阳止泻，杀虫。1. 用于脘腹冷痛，疝痛，脚气疼痛，以及经行腹痛等症。吴茱萸温散开郁、疏肝暖脾，善解厥阴肝经的瘀滞，而有行气止痛的良效。其治胃腹冷痛，可配温中散寒的淡干姜或行气止痛的广木香；治寒疝少腹痛，可配理气止痛的台乌药、小茴香及川楝子；治脚气疼痛，可配舒肝活络的木瓜。由于本品祛寒、止痛之功甚佳，故在临床上又常配合桂枝、当归、川芎等品，治妇女少腹冷痛、经行后期。还可配伍补骨脂、肉豆蔻、五味子，治脾肾虚寒、腹痛泄泻。2. 用于肝胃不和、呕吐涎沫等症。本品能疏肝理气，又有降逆止呕之功，故可用治肝胃不和而致呕吐涎沫，可配生姜、黄连等同用。

阴虚火旺者忌服。

【现代研究】现代研究表明，吴茱萸果实的挥发油中含吴茱萸烯、吴茱萸内酯醇、柠檬苦素。果实中含吴茱萸碱、吴茱萸次碱、吴茱萸卡品碱、羟基吴茱萸碱等。具有止吐、降血压、抗胃溃疡、保肝利胆和明显的镇痛作用。能抑制胃痉挛性收缩，减少药物引起的刺激性腹泻次数，对小肠活动有双向调节作用。能兴奋子宫平滑肌。吴茱萸煎剂还有抑菌、杀虫以及利尿作用。

· 常用单方 ·

方一 吴茱萸20克

【用法】取上药，研细，加米醋适量调成糊状，敷脐部，胶布固定，24小时取下。

【功能主治】温中止泻。主治婴幼儿泄泻。

【疗效】应用本方治疗婴幼儿泄泻96例，1次治愈37例，2次治愈51例，3次治愈5例，好转3例，有效率100%。

【来源】陕西中医，1987.8（10）：46

方二 吴茱萸适量

【用法】取上药，研末，用食醋调成糊状，每日3克，贴于双脚心用纱布包好，24小时更换1次，连用3天。

【功能主治】理气降逆。主治婴儿肺炎呛奶。

【疗效】应用本方辅佐治疗婴儿肺炎呛奶85例，显效64例，好转10例，无效11例，有效率87.6%。

【来源】陕西中医，1989.10（2）：78

方三 吴茱萸适量

【用法】取上药，研为细末，备用。每次1～2克，用凉开水调成稠糊状，敷于双侧涌泉穴，每晚1次，次日清晨取下，6次为1个疗程。

【功能主治】理气降逆。主治先天性喉喘鸣。本病在新生儿期即会出现症状，表现为吸气性喘鸣（如鸡鸣声），睡眠时减轻，哺乳及哭闹时加重。多数患儿全身情况尚好，无声哑，仅少数有明显吸气困难，甚至影响进食。

【疗效】应用本方治疗69例，均获痊愈。

【来源】浙江中医杂志，1990.（7）：307

方四 吴茱萸60～90克

【用法】取上药，入锅炒烫；取生姜30克捣烂取汁，涂患者腹部。用纱布包裹炒热的吴茱萸，从右下腹至上腹，再至左上腹，反复热敷，每次约30分钟，每天2～3次。

【功能主治】行气止痛。主治肠粘连。

【疗效】应用本方治疗100例，显效（腹痛完全消失，饮食、排便恢复正常）76例，好转（腹痛基本消失，肛门排气，能正常进食）18

例，无效6例。

【来源】广州医药，1993.24（4）：2

胡椒

【来源】为双子叶植物药胡椒科植物胡椒的果实。

【别名】昧履支、浮椒、玉椒

【处方用名】胡椒、白胡椒、胡椒粉、黑胡椒。

【用量与用法】煎服，2～4克；研末服，每次0.5～1克。外用适量。

【产地采收】分布热带、亚热带地区，我国华南及西南地区有引种。国内产于广东、广西及云南等地。国外产于马来西亚、印度尼西亚、印度南部、泰国、越南等地。当果穗基部的果实开始变红时，剪下果穗，晒干或烘干后，即成黑褐色，取下果实，通称"黑胡椒"。如全部果实均已变红时采收，用水浸渍数天，擦去外果皮，晒干，则表面呈灰白色，通称"白胡椒"。

【炮制研究】拣净杂质，筛去灰屑。用时打碎，或研成细粉。

【性味归经】辛，热。入胃、大肠经。

【功能主治】温中散寒，下气消痰。用于胃寒呕吐、腹痛泄泻等症。胡椒性热，具有温中散寒的功效，故可用于胃寒所致的吐泻、腹痛等症，常配合高良姜、荜茇等同用；也可单味研粉放膏药中，外贴脐部，治受寒腹痛泄泻。胡椒又是调味品，少量使用，能增进食欲。

阴虚有火者忌服。

【现代研究】现代研究表明，胡椒中含有多种酰胺类化合物，如胡椒碱、胡椒酰胺、次胡椒酰胺等，还含有挥发油，如向日葵素、二氢香苇醇、氧化丁香烯等。胡椒碱可作解热剂。胡椒内服可健胃，升高血压。胡椒碱有明显的抗炎、镇静及镇痛作用，可抑制小鼠自发活动，以及对硫喷妥钠的中枢作用有协同作用。胡椒碱衍生物抗痫灵具有肝药酶诱导作用。胡椒的水、醚或乙醇提取物，在体内外均有杀绦虫作用。

──── ·常用单方· ────

方一 白胡椒1克

【用法】取上药，研为细末，加

葡萄糖9克，制成散剂备用。3岁以上每次0.5~1.5克，一般不超过2克，每天3次，连服1~3天为1个疗程。

【功能主治】温中止泻。主治小儿消化不良性腹泻。

【疗效】应用本方治疗20例，有脱水者适当补液，痊愈18例，好转2例。

【来源】江西医药，1966.（4）：192

方二 白胡椒1~2粒

【用法】取上药，研为细末，填患儿脐中，胶布固定，每24小时更换1次，连用2~3次。

【功能主治】温中止泻。主治轻型婴幼儿单纯性腹泻。

【疗效】应用本方治疗209例，治疗期间除中度脱水者辅以静脉补液外，不加其他药物。治愈139例，好转31例，无效39例，治愈率为66.5%，总有效率为81.3%。

【来源】河北中医，1985.（4）：23

方三 白胡椒6克

【用法】取上药，煎水，分两次服。

【功能主治】杀虫驱蛔。主治蛔虫病。

【疗效】应用本方共治疗蛔虫病3例，全部治愈，未见毒性反应。

【来源】山西中医，1991.7（4）：39

方四 白胡椒1粒

【用法】取上药，剪成两半，置于耳部穴位，胶布固定；而后用拇指捏压敷药部位至有发热感，每日4~6次。捏压时不宜搓捻以免移位，若胡椒破碎或捏压无刺激时，需重新更换。一般宜持续2周，如有反复宜继续第二疗程。取穴：神经衰弱——枕、肾、神门；神经衰弱综合征——皮质下、额、心。

【功能主治】宁心安神。主治失眠等症。

【疗效】初步观察，此法对失眠、头痛、头昏、入睡困难、睡眠浮浅等疗效显著，对多梦、记忆力减退等疗效较差。

【来源】录自《中药大辞典》

丁香

【来源】为双子叶植物药桃金娘科植物丁香的花蕾。

【别名】丁子香、支解香、雄丁香、公丁香。

【处方用名】丁香、公丁、公丁香。

【用量与用法】煎服，1.5~6克。

【产地采收】分布马来群岛及非洲，我国广东、广西等地有栽培。药材主产于坦桑尼亚、马来西亚、印度尼西亚等地，我国广东有少数出产。通常在9月至次年3月间，花蕾由青转为鲜红色时采收。

【炮制研究】采下后除去花梗，晒干。

【性味归经】辛、温。入胃、脾、肾经。

【功能主治】温中降逆，温肾助阳，散寒止痛。1. 用于脘腹冷痛、呃逆、呕吐等症。丁香温中散寒，善于降逆，故为治胃寒呃逆、呕吐的要药。治呃逆，常与降气止呃的柿蒂配伍；治呕吐，可与降逆止呕的半夏同用。如遇胃热呕呃，因本品性温，则不宜应用。2. 用于肾阳不足及寒湿带下等症，丁香又能温肾助阳，以治肾虚阳痿、寒湿带下等症，可与附子、肉桂、小茴香、巴戟天、肉苁蓉等同用。此外，丁香与肉桂等分，共研细末，名丁桂散，外用有温经通络、活血止痛的作用，可用于阴疽、跌打损伤等症。

热病及阴虚内热者忌服。

【现代研究】现代研究表明，丁香花蕾中含挥发油即丁香油，油中主要含有丁香酚、乙酰丁香油酚等，还含有2a-羟基齐墩果酸甲脂以及谷甾醇、菜油甾醇等葡萄糖苷。此外，从花蕾中还能分解出具有抗病毒活性的丁香鞣质。丁香能增加胃酸排出量和胃蛋白酶活性，具有抗胃溃疡、保护胃黏膜的作用，还具有止泻、利胆、镇痛、抗缺氧、抗凝血、抗突变、抑菌杀虫等作用。

· 常用单方 ·

方一 丁香适量

【用法】取上药，研为细末，备用。每次取1.2~1.5克，放入患者肚脐窝内，用胶布盖贴，时间3~5

天。注意用药时先将脐窝污垢擦洗干净，胶布不宜太小，贴时必须用手轻轻按摩数分钟，用药必须在未发作前4~6小时。

【功能主治】截疟。主治疟疾。

【疗效】据山东省医疗队报道，应用本方治疗100例，治愈94例，无效6例。

【来源】山东医刊，1961.（9）：封底

方二 公丁香1克（10~15粒）

【用法】取上药，细嚼，嚼时有大量唾液分泌，切勿将其吐出，要徐徐咽下，待药味尽，将口内剩余药渣吞下。30分钟如不止，可连用3次。

【功能主治】温中散寒、降逆止呃。主治呃逆。

【疗效】应用本方治疗238例，全部有效。其中立效者230例，30分钟以上呃止者8例。

【来源】山东中医杂志，1980.（4）：53

方三 母丁香适量

【用法】取上药，研为极细末，过100目筛，装瓶密封备用。用时取药末适量，填满脐窝，用敷料覆盖，外加胶布固定，2天换药1次，一般4~6次即可见效。注意卧床休息。

【功能主治】温经通络、行气止痛。主治小儿疝气疼痛。

【疗效】应用本方治疗32例，痊愈23例，有效7例，无效2例。

【来源】陕西中医，1986.7（9）：412

方四 母丁香40克

【用法】取上药，研为细末，过筛，制成粉末，装瓶密封备用。用时取药末适量填满脐窝（高于皮肤0.2厘米），敷料覆盖，外加胶布"十"字固定，每2天换药1次，20天为1个疗程，间隔5~10天行第二个疗程。如因用药引起脐周湿疹，停药后即可消失。

【功能主治】温经通络、消肿止痛。主治小儿睾丸鞘膜积液。

【疗效】应用本方治疗243例，痊愈148例，显效72例，有效20例，无效3例，总有效率达98.8%。

【来源】陕西中医，1986.7（9）：412

花椒

【来源】为双子叶植物药芸香科植物花椒或青椒的果皮。

【别名】大椒、秦椒、蜀椒、南椒、巴椒、蓎藙、汗椒、陆拨、汉椒、川椒、点椒。

【处方用名】花椒、川椒、蜀椒、炒川椒、点红椒。

【用量与用法】煎服，2～6克。外用适量：研末调敷或煎水浸洗。

【产地采收】我国大部分地区有分布。药材花椒主产河北、山西、陕西、甘肃、河南等地。青花椒主产于辽宁、江苏、河北等地。8～10月果实成熟后，剪取果枝，晒干，除净枝叶杂质，分出种子（椒目），取用果皮。

【炮制研究】1.除去果柄及种子（椒目），置锅内炒至发响、油出，取出，放凉。2.炒制：取净花椒置锅内，用文火炒至有香气，取出放凉。3.醋制：取花椒用微火炒热，陆续淋醋，炒至醋尽，迅速出锅，闷1小时，使其发汗，晒干，每花椒1千克，用黄醋120克。4.盐制：取花椒用微火炒至有响声，喷淋盐水炒干即得。

【性味归经】辛、热，有毒。入脾、胃、肾经。

【功能主治】治积食停饮，心腹冷痛，呕吐，噫呃，咳嗽气逆，风寒湿痹，泄泻，痢疾，疝痛，齿痛，蛔虫病，蛲虫病，阴痒，疮疥。

阴虚火旺者忌服。孕妇慎服。

【现代研究】现代研究表明，花椒果皮含挥发油，油中含月桂烯、香桧烯、紫苏烯，对聚伞花素、乙酸牻牛儿醇醋酸脂、柠檬烯及异茴香脑等具有抗胃溃疡、抗腹泻以及保肝作用，对肠道平滑肌的运动有双向调节作用，还有镇痛抗炎、局部麻醉、抑菌杀疥螨等多种效应，也有抗凝及预防血栓形成的作用。花椒挥发油有麻醉止痛作用。花椒油有降血脂作用。花椒热水提取物可抑制子宫收缩。本品对白喉杆菌、炭疽杆菌、肺炎双球菌、金黄色葡萄球菌、伤寒杆菌、绿脓杆菌和某些皮肤真菌有抑制作用，并有杀灭猪蛔虫的作用。所含的挥发油小量对家兔离体肠管呈持续性的蠕动加强，大量则使之抑制。牻牛儿醇给家兔静脉注射，引起血压迅速下降，反射性引起呼吸兴奋。花椒对小鼠及大鼠的胃溃疡均有抑制作用。花椒提取物对小鼠腹泻有对抗作用。花椒水、醚提取物对醋酸引起的小鼠扭体反应有抑制作用。花椒醚提取物和水提物对实验性血栓形成有抑制作用。

· 常用单方 ·

方一 川椒40克

【用法】取上药，研为粗末，加水2000毫升，充分浸泡后，煮沸取滤液。待药液稍凉后，用毛巾蘸药液浸洗患处，每天早晚各1次，每次30分钟。用药过程中忌用肥皂、热水洗涤沐浴，忌食油腻、辛辣刺激及鱼腥等食物。

【功能主治】消肿止痒。主治漆疮（漆性皮炎）。

【疗效】采用上法治疗9例，分别在2～5天内痊愈。

【来源】广西中医药，1981.（5）：44

方二 花椒10克

【用法】先取香油30克放锅内熬热，再投入花椒，炸至变黑、出味后即去花椒。待油温一次服下。

【功能主治】驱蛔止痛。主治儿童蛔虫性肠梗阻。症见腹部绞痛、大便不通、恶心呕吐等，或胆道蛔虫症。

【疗效】应用本方治疗胆道蛔虫症9例，均获痊愈，无不良反应。

【来源】山东中医杂志，1982.（3）：164

方三 花椒30克

【用法】取上药，加水1000毫升，煮沸40～50分钟，过滤。取滤液25～30毫升做保留灌肠，每天1次，连用3～4次。

【功能主治】杀虫止痒。主治蛲虫病。症见肛门瘙痒，大便检查可找到虫卵。

【疗效】据记载，应用本方治疗108例，临床症状均消失。粪检3次，虫卵皆为阴性。

【来源】录自《全国中草药新医疗法展览会资料选编》（传染病）

方四 花椒20粒

【用法】取上药与100克食醋相合，加水50毫升、蔗糖少许，煎沸，滤去花椒。待温后1次口服，呕吐者可少量多次短时间内服完。小儿酌情减量。服药后症状未完全消失者4小时后再服1剂。

【功能主治】驱蛔止痛。主治胆道蛔虫病。症见右上腹剧痛，或伴呕吐等。

【疗效】应用本方治疗106例，如胆道感染较重或呕吐不能进食者配合抗生素、输液支持疗法。以临床症状、体征消失后48小时无复发为临床治愈，症状明显减轻为好转。治愈及好转者95例，无效11例，总有效率为89.6%。

【来源】解放军医学杂志，1988.13（2）：139

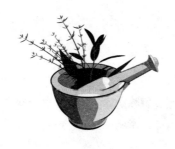

第六章

祛风湿药与土单方

凡功能祛除风湿、解除痹痛的药物，称为祛风湿药。

风寒湿邪侵犯人体，留着于经络、筋骨之间，可以出现肢体筋骨酸楚疼痛、关节伸展不利，日久不治往往损及肝肾而腰膝酸痛、下肢痿弱。凡患风湿痹痛者，必须选用祛风湿药进行治疗。

祛风湿药主要适用于风湿痹痛、肢节不利、酸楚麻木以及腰膝痿弱等症，有的偏于祛除风湿，有的偏于通利经络，有的具有补肝肾强筋骨作用，可根据病情适当选用。

祛风湿药味多辛苦，性寒温不一，主要归于肝、肾二经。

本类药物辛温香燥，易耗伤阴血，故阴亏血虚者应慎用。

▌独活

【来源】伞形科植物重齿毛当归的根。

【别名】资丘独活、恩施独活、巴东独活、独摇草、独滑、长生草。

【处方用名】独活、川独活。

【用法用量】内服：煎汤，3～9克；浸酒或入丸、散。外用：煎水洗。

【产地采收】生于山谷沟边或草丛中，有栽培。主产湖北、四川。春初苗刚发芽或秋末茎叶枯萎时采挖，除去须根，阴干或烘干。以根粗、香浓者为佳。

【炮制研究】除去杂质，洗净，润透，切薄片，晒干或低温干燥。

【性味归经】辛、苦，温。归肾、膀胱经。

【功能主治】祛风除湿，通痹止痛，解表。治风寒湿痹，腰膝酸痛，手脚挛痛，慢性气管炎，头痛，齿痛。1.用于风寒湿痹、腰膝疼痛。独活辛散苦燥，善祛风湿，止痛，凡风寒湿邪痹着于肌肉关节者，无问新久，均可应用，尤以下部之痹证为适宜，故腰腿疼痛、两足痿痹不能行走属于寒湿所致者，本品每恃为要药。临床应用，除了与其他祛风湿药同用外，还配伍地黄、杜仲、桑寄生等补肝肾药，以标本同治，如独活寄生汤。2.用于风寒表证，兼有湿邪者。本品能发散风寒湿邪而解表，但其力较羌活为弱，常与羌活同用。此外，本品亦用于少阴伏风头痛。

阴虚血燥者慎服。

【不良反应】由于软毛独活中含有补骨脂素衍化物，可引起日光性皮炎。

【现代研究】毛当归根含当归醇、当归素、植物甾醇、葡萄糖和少量挥发油。软毛独活根含白芷素、虎耳草素等多种呋喃香豆精类。叶除含上述成分外，还含挥发油0.26%～0.57%、补骨脂素等。药理研究显示：1.独活煎剂或流浸膏有镇静、催眠、镇痛、抗炎作用。2.独活粗制剂（品种未鉴定）予麻醉犬或猫静脉注射，有降压作用，但不持久。3.独活能使离体蛙腹直肌发生收缩。

·常用单方·

方一 独活150克

【用法】以水3升，煮取1升，分服。耐酒者亦可以酒水等煮之。

【功能主治】祛风除湿。主治产后中风，虚人不可服他药者。

【来源】《小品方》一物独活汤

方二 独活30克

【用法】取独活30克，鸡蛋6只，加水适量，一起烧煮，蛋熟后敲碎蛋壳，再煮15分钟，使药液渗入，去汤及药渣，吃鸡蛋，每日1次，每次2只，3日为1疗程。

【功能主治】祛风除湿止眩。主治美尼尔综合征。

【疗效】共治疗12例，疗效100%。服药最少2个疗程，最多5个疗程。

【来源】时珍国药研究，1996.7（4）：196

方三 独活9克

【用法】取上药，与红糖15克加水煎煮至100毫升。分3~4次服，1周为1个疗程。

【功能主治】散寒止咳平喘。主治慢性气管炎。

【疗效】据记载，应用本方治疗422例，显效29例，有效282例，无效111例，总有效率为73.7%。服药期间可有头昏头痛、舌发麻、恶心呕吐、胃部不适等不良反应，一般不必停药。

【来源】录自《中药大辞典》

威灵仙

【来源】本品为毛茛科植物威灵仙的干燥根及根茎。

【别名】山蓼、棉花团、山辣椒秧、黑薇。亦名能消、葳灵仙、葳苓仙、铁脚威灵仙、灵仙、黑脚威灵仙、九草阶、风车、鲜须苗、黑骨头、黑木通、铁杆威灵仙、铁搧帚、七寸风、铁脚灵仙、牛闲草、牛杆草、老虎须、辣椒藤、铁灵仙、灵仙藤、黑灵仙、黑须公、芝查藤根。

【处方用名】威灵仙、酒威灵仙。

【用法用量】内服：煎汤，浸酒或入丸、散，5~10克；治骨鲠可用30克。外用捣敷。

【产地采收】主产东北和山东。生于山地林边或草坡上。秋季采挖，除去地上部分及泥土晒干。

【炮制研究】除去杂质，洗净，润透，切段，干燥。1.酒制：取净威灵仙段，用黄酒拌匀，润透，置锅内用文火微炒干，取出，放凉即得。每威灵仙段100千克，用黄酒12~15千克。2.蒸制：取原药材洗净，去芦切片，蒸1小时即可。

【性味归经】辛、咸，温。归膀胱经。

【功能主治】祛风湿，通经络，止痹痛，治骨鲠，消痰涎，散癖积。治痛风、顽痹、腰膝冷痛，脚气，疟疾，症瘕积聚，破伤风，扁桃体炎，诸骨鲠咽。1.祛风湿止痛：用于风湿痛。其性善行，能通行十二经络，故对全身游走性风湿痛尤为适宜。2.消鱼骨：用本品30克（加醋）煎汤缓咽，用于诸骨鲠咽。亦可和入米醋、砂糖服。此外本品能消痰水，可用于噎膈、痞积。

本品性走窜，久服易伤正气，气虚血弱，无风寒湿邪者忌服。

【现代研究】威灵仙的根含白头翁素、白头翁内酯、甾醇、糖类、皂苷、内酯、酚类、氨基酸。叶含内酯、酚类、三萜、氨基酸、有机酸。现代药理研究证实，威灵仙能消炎、提高痛阈，增强食道蠕动节律频率加快、降血糖。有利胆作用，能增加家兔胆汁分泌量，促进胆红素排泄，松弛胆总管末端括约肌。

· 常用单方 ·

方一 威灵仙适量

【用法】取上药，研为细末，以米醋拌成糊状。30分钟后贴敷患乳，随干随换。

【功能主治】软坚消痈。主治急性乳腺炎。

【疗效】应用本方治疗本病多例，疗效较好，一般1~3天即愈。

【来源】浙江中医杂志，1984.19（1）：39

方二 威灵仙30~60克

【用法】取上药，加水500~1000毫升，煎熬浓缩至250~500毫升。外用熏洗前阴，药温要适度，每次熏洗半小时左右，每天2~3次，每次需将药液加温后方可应用。

【功能主治】温肾化气。主治小儿尿频。

【疗效】应用本方治疗56例，痊愈47例，好转5例，无效4例。

【来源】浙江中医杂志，1991.(7)：326

方三 威灵仙15～25克

【用法】取上药，加清水1000毫升，用文火将水煎去大半，倒出药汁。待药液降温至37℃左右泡洗患处，每天2～4次，每剂药可连用2天。

【功能主治】祛风除湿、通络止痛。主治小儿鞘膜积液。

【疗效】应用本方治疗10余例，疗效满意，一般用药3剂即愈。

【来源】辽宁中医杂志，1989.(6)：45

方四 威灵仙100克

【用法】浸入食醋1000克内，约2～4小时，然后煮沸15分钟，待稍温后浸泡患处20分钟（先熏后洗），用力按摩患处。

【功能主治】通络止痛。主治跟骨骨刺疼痛。

【疗效】1日3～4次，1剂用2天，一般3～4天，多则7～15天，疼痛缓解或消失。

【来源】浙江中医杂志，1983.(5)：210

蚕沙

【来源】为蚕蛾科昆虫家蚕蛾幼虫的干燥粪便。夏、秋二季采收，除去杂质，晒干。

【别名】原蚕沙、原蚕屎、晚蚕沙、晚蚕矢、二蚕沙。

【处方用名】蚕沙、晚蚕沙、原蚕沙、蚕矢。

【用法用量】内服：煎汤，包煎，10～15克；或入丸、散。外用：适量炒熨、煎水洗或研末调敷。

【产地采收】6～8月收集，以二眠到三眠时的粪便为主，收集后晒干，簸净泥土，除去轻粒及桑叶的碎屑。干燥的蚕沙，呈短圆柱形小粒，两端略平坦，呈六棱形。质坚而脆，遇潮湿后易散碎。微有青草气。以干燥、色黑、坚实、均匀、无杂质者为佳。主产浙江、四川、河南、江苏、湖南、云南、广东、安徽、甘肃、湖北、山东、辽宁等地。

【性味归经】甘、辛，温。归肝、脾、胃经。

【功能主治】祛风除湿，活

血定痛，和胃化浊。治风湿痹痛，风疹瘙痒，头风头痛，皮肤不仁，关节不遂，急剧吐泻转筋，腰脚冷痛，烂弦风眼。1. 用于风湿痹痛、肢体不遂、湿疹瘙痒。蚕沙能祛风除湿。如宣痹汤，以本品配伍防己、苡仁、滑石等，治疗湿痹痛证；《本草纲目》载，用蚕沙二袋，蒸热，更熨患处，治疗半身不遂；若治皮肤湿疹，可用本品煎汤外洗。2. 用于湿浊内阻而致的吐泻转筋。

瘫痪筋骨不随，由于血虚不能荣养经络，而无风湿外邪侵犯者，不宜服。

【现代研究】蚕沙含大量维生素A、维生素B、维生素C及蛋白质、叶绿素等。蚕沙所含游离氨基酸，随着蚕儿长大，粪中亮氨酸与组氨酸含量亦渐增多。蚕沙含多量胡萝卜素、多量维生素B。含铜，其含率至第五龄达到最高值。

· 常用单方 ·

方一　晚蚕沙一两

【用法】煎汤，一日三回分服，临服时和入热黄酒半杯同服。

【功能主治】祛风湿止痹痛。主治风湿痛或麻木不仁。

【来源】《现代实用中药》

方二　蚕沙适量

【用法】以麻油浸蚕沙二三日，涂患处。

【功能主治】祛风除湿。主治烂弦风眼。

【来源】《陈氏经验方》一抹膏

方三　蚕沙适量

【用法】蚕沙放入砂锅内炒炭存性，研为极细粉备用。每晚睡前服6克，温开水送服，每晚1次，连服5天。

【功能主治】调经止血。主治功能性子宫出血。

【疗效】经临床验证，收到良好疗效。

【来源】山东中医杂志，1987.（4）：43

方四　蚕沙60克

【用法】水煎2次，早、晚温服，每日1剂。另用蚕沙120克，加水2500毫升，煎汤熏洗患处，每天2次，每次20分钟。

【功能主治】祛风除湿止痒。主治荨麻疹、风疹。

【疗效】应用本方治疗19例，均在1天左右治愈，未见任何不良反应。3个月后随访，未见复发。

【来源】浙江中医药，1976.（2）：47

木瓜

【来源】本品为蔷薇科植物贴梗海棠的干燥近成熟果实。

【别名】木瓜实、铁脚梨、皱皮木瓜、宣木瓜、红木瓜。

【处方用名】木瓜、陈木瓜、光皮木瓜、宣木瓜、皱皮木瓜、炒木瓜、川木瓜、木瓜实、铁脚梨。

【用法用量】内服：煎汤，6~12克；或入丸、散。外用：煎水熏洗。

【产地采收】主产四川、湖北、安徽、浙江。9~10月采收成熟果实，置沸水中煮5~10分钟，捞出，晒至外皮起皱时，纵剖为2或4块，再晒至颜色变红为度。若日晒夜露经霜，则颜色更为鲜艳。以个大、皮皱、紫红色者为佳。

【炮制研究】清水洗净，稍浸泡，闷润至透，置蒸笼内蒸熟，趁热切片，日晒夜露，以由红转紫黑色为度。炒木瓜：将木瓜片置锅内，用文火炒至微焦为度。

【性味归经】酸，温。归肝、脾经。

【功能主治】平肝和胃，去湿舒筋。治吐泻转筋，湿痹，脚气，水肿，痢疾。1.用于风湿痹痛、筋脉拘挛、脚气肿痛。木瓜为治风湿痹痛所常用，筋脉拘挛者尤为要药，如木瓜煎，治筋急项强，不可转侧，即以本品配乳香、没药、生地。治脚气肿痛，冲心烦闷，常与吴茱萸、槟榔等配伍，如鸡鸣散。2.用于吐泻转筋。可使吐利过多而致的足腓挛急得以缓解。如蚕矢汤治疗此症，即以本品与苡仁、蚕沙、黄连、吴萸等同用。3.祛湿和胃：本品尚有消食作用，可用于湿盛之呕吐、腹泻、消化不良，常配草蔻。

下部腰膝无力，由于精血虚、真阴不足者不宜用。伤食脾胃未虚，积滞多者，不宜用。胃酸过多者不宜用。

【现代研究】木瓜含苹果酸、酒石酸、枸橼酸、皂苷及黄酮类，鲜果含过氧化氢酶，种子含氢氰酸。木瓜中的维生素C远远多于橘子中的维生素C含量，木瓜不仅有助于消化而且还能防止胃溃疡，木瓜尤其有助于消化人体难吸收食物种类，因而能有效地预防肠道癌。木瓜对动物实验性关节炎有明显消肿作用，似有缓和胃肠肌痉挛和四肢肌肉痉挛的作用。

· 常用单方 ·

方一　木瓜适量

【用法】煮木瓜令烂，研作浆粥样，用裹痛处，冷即易，一宿三、五度，热裹便差。煮木瓜时，入一半酒同煮之。

【功能主治】舒筋缓急止痛。主治脚膝筋急痛。

【来源】《食疗本草》

方二　木瓜六钱

【用法】水煎，分二次服，每日一剂。

【功能主治】主治荨麻疹。

【来源】内蒙古《中草药新医疗法资料选编》

方三　木瓜100克

【用法】取上药，加水4000毫升，

煎去大半。待药温降至约37度时泡洗患处，每天洗2～3次，每剂药可连续用2天。

【功能主治】疏化湿热。主治脚气感染。

【疗效】应用本方治疗20例，取效满意，一般2～7天痊愈。

【来源】浙江中医杂志，1992.（11）：523

方四　生木瓜（大者）1枚

【用法】取上药，切片，浸酒1周。每次用约合生药9克，加水煎煮2次，分早晚2次服，每天1剂。

【功能主治】酸敛缩尿。主治儿童尿频尿急。症见尿少而频、急迫难忍、小便清、小腹坠胀、精神欠佳、稍有畏寒、舌稍红苔薄白、脉平和。

【疗效】应用本方治疗9例，痊愈7例，显效2例。一般轻者5剂，重者7剂即愈。

【来源】辽宁中医杂志，1985.（1）：9

番木瓜

木瓜有两种：产于我国东南、西南和华中一带的叫宣木瓜，不能生食，只供中药用；产于广东、广西、台湾的番木瓜，可生食，酸甜可口，未成熟果实可切片炒熟当菜食。

【性味归经】甘、寒、平，无毒。入心、肺、肝经。

【功能主治】健脾胃，助消化，清暑解渴，润肺止咳。胃痛，消化不良，湿疹疮毒，妇人乳少。

-------- · 常用单方 · --------

方一 鲜木瓜

【用法】煮鱼汤服食。

【功能主治】妇人产后乳汁缺少。

方二 鲜熟木瓜一个

【用法】去皮后蒸熟，加蜜糖服食。

【功能主治】治咳嗽。

方三 成熟木瓜

【用法】生食或煮熟食，或晒干研粉，每服5克，一日两次。

【功能主治】胃病，消化不良。

方四 姜醋煮木瓜

【用法】鲜木瓜一个（切片），生姜30克，米醋30克，同煮熟食用。

【功能主治】补气活血，祛风散瘀，解郁调中，解毒消积作用。适用于病后体虚，产后乳少。

防己

【来源】为防己科植物粉防己、木防己及马兜铃科植物广防己、异叶马兜铃的根。

【别名】解离、载君行、石解。

【处方用名】木防己、汉防己。

【用法用量】内服：煎汤，1.5～3钱；或入丸、散。

【产地采收】秋季采挖，洗净或刮去栓皮，切成长段，粗根纵剖为2～4瓣，晒干。异叶马兜铃根则在春、秋采挖。1.粉防己根质重而坚脆，易折断。以去净栓皮、干燥，粗细均匀、质重、粉性大、纤维少者为优。主产浙江、安徽、江西、湖北等地。集散于汉口，故名汉防己。2.广防己根切开面缺乏粉质，质坚硬，不易折断。气微香，味微苦而涩。以块大、粗细均匀、质重者为佳。产自广东、广西等地。3.木防己根屈曲不直，质较坚硬，呈木质性，不易折断。断面无粉质，皮部极薄。产于河南、陕西等地。部分地区仅草药中使用。4.汉中防己为异叶马兜铃的根，弯曲，质坚实，不易折断。断面粉性，气微香，味苦。产于陕西、甘肃、四川、贵州。

防己药材较为复杂，主要分粉防己和木防己两类。木防己药材包括广防己和汉中防己，有时也包括防己科的木防己。此外，个别地区尚有以防己科植物青藤、蝙蝠葛和马兜铃科植物淮通马兜铃、大叶马兜铃等的根部作防己使用。

【炮制研究】1.炒制：取防己片，用文火炒至微焦为度。2.麸制：取蜜水和麦麸用文火烘干，加入防己片，炒至黄色，筛去麦麸即可。

【性味归经】苦、辛，寒。入膀胱、脾、肾经。

【功能主治】祛风湿，止痛，利水。治水肿鼓胀，湿热脚气，手足挛痛，癣疥疮肿。1.用于风湿痹痛。防己善能祛风湿止痛。因其性寒，以湿热者为宜。寒湿痹痛，须与温经止痛的肉桂、附子等药配伍。2.用于水肿、腹水、脚气浮肿。常与利水消肿药配伍，如己椒苈黄丸中与葶苈子、椒目、大黄配伍；若属虚证，可配伍益气健脾之品，如防己黄芪汤中配黄芪、白术、甘草等药。一般认为汉防己利水消肿作用强，木防己祛风止痛作用较好。

本品苦寒较甚，不宜大量使用，以免损伤胃气。食欲不振及阴虚无湿热者忌用。

【不良反应】广防己、汉中防己含有马兜铃酸，能造成肾小管大量破坏，导致肾衰竭。

【现代研究】粉防己根含生物碱约1.2%，其中有汉防己碱、防己醇灵碱等。尚含黄酮苷、酚类、有机酸、挥发油等，具有镇痛、消炎及抗过敏作用，抑制免疫性溶血、平滑肌并具显著的降压作用，能抗菌、抗原虫、抗肿瘤。木防己根含木防己碱、异木防己碱、木兰花碱、马兜灵酸等，具有退热、降血压等作用。

―・常用单方・―

方一 汉防己一两

【用法】加生姜五钱同炒，随入水煎服，半饥时饮之。

【功能主治】利水消肿。主治水鼓胀。

【来源】《本草汇言》

方二 木防己适量

【用法】与60度白酒以1:10比例混合浸泡60天,制成木防己酒。每次10~20毫升,每天2~3次,口服,10天为1个疗程。

【功能主治】祛风湿,止痹痛。主治关节炎或类风湿关节炎。

【疗效】用本方治疗热痹120例,痊愈51例,好转39例,有效22例,无效8例,总有效率93.3%。

【来源】山东中医杂志,1987.(6):21

方三 生木防己全草150克

【用法】取上药,洗净,与大米250克放入冷开水1000毫升中,用双手混合搓转1000次,滤液。分2次服,重者每天服4次,轻者服2次,连服3天。

【功能主治】解毒。主治毒草中毒。

【疗效】应用本方治疗14例,除4例结合输液外,其余均单服本方而愈。

【来源】湖南医药杂志,1981.(6):21

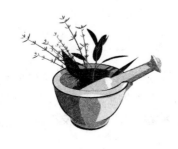

第七章

芳香化湿药与土单方

凡功能化除湿浊，醒悦脾胃的药物，称为化湿药。化湿药大多气味芳香，故又称为"芳香化湿药"。使用化湿药后，可以使湿浊化除，从而解除湿困脾胃的症状，所以又称为"化湿醒脾药"或"化湿悦脾药"。

脾胃为后天之本，主运化，喜燥而恶湿，爱暖而悦芳香，易为湿邪所困，湿困脾胃（又称湿阻中焦）则脾胃功能失常，化湿药能宣化湿浊，醒悦脾胃而使脾运复健，故在临床应用上具有重要意义。

化湿药主要适用于湿困脾胃、身体卷怠、脘腹胀闷、胃纳不馨、口甘多涎、大便溏薄、舌苔白腻等症。此外，对湿温、暑温诸症亦有治疗作用。

化湿药性味大都辛温，归入脾胃，而且气味芳香，性属温燥或偏于温燥。

苍术

【来源】菊科植物茅苍术或北苍术的干燥根茎。

【别名】茅术、南苍术、穹窿术。亦名赤术、山精、仙术、马蓟、青术、仙术、枪头菜、山蓟根、大齐齐茅。

【处方用名】制苍术、炒苍术、生苍术、苍术、茅术。

【用法用量】内服：煎汤，3~9克；熬膏或入丸、散。

【产地采收】主产江苏、湖北、河南、安徽。以个大、坚实、无毛须、内有朱砂点、切开后断面起白霜者为佳。以产于江苏茅山一带者质量最好，故称茅术或茅山苍术。

【炮制研究】生苍术温燥而辛烈，化湿和胃之力强，而且能走表去风湿。用于风湿痹痛、感冒夹湿、湿温发热、脚膝疼痛。麸炒后缓和燥性，气变芳香，增强了健脾燥湿的作用，用于脾胃不和、痰饮停滞、青盲雀目。炒焦后辛燥之性大减，用于固肠止泻。

【性味归经】辛、苦，温。归脾、胃、肝经。

【功能主治】燥湿健脾，祛风，散寒，明目。用于脘腹胀满、泄泻、水肿、风湿痹痛、风寒感冒、雀目夜盲。1. 燥湿健脾：用于湿浊困脾之食欲不振、恶心、呕吐、腹泻、水肿等症，常配陈皮、厚朴、甘草。2. 祛风湿：辛能发汗，苦能燥湿，用于风湿性关节肿痛，常配防己，治下焦湿热，常配黄柏、牛膝。

因性温而燥，易耗伤津液，阴虚有热者不宜用；辛温能发汗，气虚多汗者忌服。

【现代研究】苍术含挥发油、维生素A和维生素D、维生素B等，药理研究显示，对夜盲症、软骨病、皮肤角化症等都有治疗作用。有降低血糖的作用，临床上也用于治疗糖尿病。苍术、艾叶烟熏消毒（6立方米实验室各用4两，烟熏2小时）对结核杆菌、金黄色葡萄球菌及大肠、枯草、绿脓杆菌有显著的灭菌效果，与福尔马林相似；而优于紫外线及乳酸的消毒。

· 常用单方 ·

方一　苍术适量
【用法】水煎，取浓汁熬膏。

【功能主治】化湿止痛。主治湿气身痛。

【来源】《简便单方》

方二 大苍术一枚

【用法】切作两片，于中穴一孔，入盐实之，湿纸裹，烧存性，取出研细，以此揩之，去风涎即愈，以盐汤漱口。

【功能主治】祛风消肿。主治牙床风肿。

【来源】《普济方》苍术散

方三 茅苍术20克

【用法】泡茶饮服，每日一剂。

【功能主治】芳香醒脾，升清除湿。主治胃下垂属湿阻中焦者，症见食后腹胀加剧，平卧减轻，恶心，嗳气，胃痛，体形瘦长，可伴有眩晕、乏力、心悸等。

【疗效】应用本方治疗胃下垂有效，且无伤阴之弊。

【来源】上海中医药杂志，1984.（1）：31

方四 苍术适量

【用法】取上药，将其削成圆锥形，中刺数小孔，塞进外耳道，然后将艾炷放在苍术上点燃。每次5~7柱，每天或隔天1次，10次为1个疗程。孕妇忌用。

【功能主治】芳香开窍，益气聪耳。主治耳鸣。

【疗效】应用本方为主配合针刺或中药内服治疗10例，治愈6例，好转3例，无效1例。

【来源】江苏中医杂志，1983.（2）：62

藿香

【来源】为唇形科植物广藿香或藿香的全草。

【别名】土藿香、排香草、大叶薄荷、兜娄婆香、猫把虎、山猫把、藿去病、广藿香。

【处方用名】藿香、广藿香、苏藿香、藿香叶、藿香梗。

【用法用量】内服：煎汤，5~9克，鲜用加倍；或入丸、散。外用：煎水含漱；或烧存性研末调敷。

【产地采收】广藿香主产四川、江苏、浙江、湖南，一般认为本种的品质较优。藿香又名土藿香、杜藿香，主产四川、江苏、浙江、湖北、云南、辽宁等地。

【性味归经】辛，微温，入

肺、脾、胃经。

【功能主治】祛暑解表，化湿和胃，辟秽。1. 芳香化湿而适用于脾湿内阻运化失常所致的胸脘痞闷、食少作呕、神疲体倦等症，多与苍术、厚朴等配伍。2. 芳香能散表邪，又能解暑化湿，故适用于暑湿病或脾胃湿滞且兼表证的发热、胸闷、腹胀、吐泻等症，多与苏叶、白芷、厚朴、陈皮等同用。3. 和胃止呕又能祛湿，适用于湿浊过盛引起的恶心、呕吐，或脾湿引起的食欲不佳、舌苔厚腻、腹泻、口臭等，常配以半夏、生姜或砂仁、木香等。

阴虚火旺，胃弱欲呕及胃热作呕，中焦火盛热极，温病热病，阳明胃家邪实，作呕作胀禁用。

【现代研究】广藿香含挥发油约1.5%，油中主成分为广藿香醇。藿香含挥发油0.28%，主要成分为甲基胡椒酚等。两种皆含挥发油，辛散解表，扩张毛细血管，其气味芳香，可促进胃液分泌，增强消化能力并对胃肠神经有镇静作用，抑制胃肠蠕动。并含有少量鞣酸，有收敛止泻作用。据药理研究，藿香对常见的致病性皮肤真菌有抑制作用，故外用于治疗手、足癣。

· 常用单方 ·

方一 藿香适量

【用法】洗净，煎汤，时时噙漱。

【功能主治】香口去臭。主治口臭。

【来源】《摘元方》

方一 藿香适量

【用法】入枯矾少许为末，搽牙根上。

【功能主治】化浊消肿。主治小儿牙疳溃烂出脓血，口臭，嘴肿。

【来源】《滇南本草》

方三 藿香叶500克

【用法】取上药，碾成细粉，过120目筛。另取新鲜猪胆150克，取汁浓缩成浸膏50克。将藿香叶粉和猪胆汁浸膏混匀，再加蜂蜜适量，制成绿豆大小丸剂，备用。每次10克，每天2～3次，温水送服。可配合1%麻黄素液或20%鱼腥草液滴鼻，每天3～4次，10天为1个疗程。

【功能主治】清热解毒、疏通鼻窍。主治鼻窦炎，包括上颌窦炎、筛窦炎、额窦炎、副鼻窦炎，或伴有鼻息肉、鼻中隔偏曲、结节、上颌窦囊肿等。

【疗效】应用本方治疗150例，肺经风热型50例中，好转4例，无效46例；胆经郁热型50例中，痊愈15例，好转30例，无效5例；脾肺气虚型50例中，好转14例，无效36例。

【来源】湖南中医学院学报，1984.（2）：38

佩兰

【来源】菊科植物兰草的地上部分。

【别名】大泽兰、小泽兰、鸡骨香、香草。

【处方用名】佩兰、佩兰叶、佩兰梗、鲜佩兰、省头草。

【用法用量】内服：煎汤，5～10克。鲜品加倍，后下。鲜佩兰气味浓厚，作用较强。

【产地采收】主产江苏、浙江、河北、山东等地。西藏地区使用的佩兰，为菊科植物大麻叶泽兰的全草。夏季当茎叶茂盛而花尚未开放时，割取地上部分，除净泥沙，晒干或阴干。以干燥、叶多、色绿、茎少、未开花、香气浓者为佳。

【炮制研究】拣净杂质，用水洗净，捞出，稍润后，除去残根，切段，晒干。

【性味归经】辛，平。入脾、胃经。

【功能主治】芳香化湿，醒脾开胃，发表解暑。用于湿浊中阻、脘痞呕恶、口中甜腻、口臭、多涎、暑湿表证、头胀胸闷、腹泻。1. 芳香化湿而助脾之运化，适用于湿浊内阻中焦，运化失常而致脘腹胀闷、呕吐、口中甜腻、不思饮食、舌苔白腻之证，常配以藿香、厚朴、白豆蔻等。每次10克，分2～3次煎服。如有鲜佩兰更好，量加至25～30克。2. 清暑解表，用于治疗暑湿表证之恶寒发热、头胀胸闷、四肢倦怠等症，常与藿香、荷叶、青蒿等配伍。

辛香易耗气伤阴，阴虚、气虚者忌服。

【现代研究】兰草全草含挥发油1.5%～2%，其对流行性感冒病毒有抑制作用。鲜叶或干叶的醇浸出物含有一种有毒成分，具有急性毒性，家兔给药后，能使其麻醉，甚至抑制呼吸，使心搏变慢、体温下降、血糖过高及引起糖尿病等。也能引起牛、羊慢性中毒，侵害肾、肝，发生糖尿病。

方一

【用法】兰草，煎汤服。

【功能主治】化湿和中，主治脾瘅口甘。

【来源】《素问》

方二 鲜佩兰500克

【用法】取上药，洗净切碎，放入蒸馏瓶中，加水约2000毫升，加热，收集蒸汽，制成药液≤1000毫升，备用。每天120毫升，分2次温热服，小儿酌减。

【功能主治】化湿浊、止头痛。主治神经性头痛属痰浊上扰型。表现为头痛如炸、头重如裹、舌苔白腻等。

【来源】《中华药海》

方三 佩兰适量

【用法】根据患儿年龄大小取上药，1～3岁用30克，3～5岁用45克，5岁以上酌增。水煎2次分服，每天1剂。

【功能主治】祛痰止咳。主治百日咳。

【疗效】应用本方治疗330例，均获

痊愈。

【来源】录自《全国中草药新医疗法展览会资料选编》（北京）

方四 新鲜佩兰叶100克

【用法】取上药，洗净捣烂。用1%高锰酸钾溶液或1%煤酚皂溶液冲洗浸泡伤口，再顺牙痕方向切开1厘米，用拔火罐方法吸出毒汁，反复冲洗干净后，将捣烂的佩兰叶摊平敷在创面上，盖敷料后固定，每天换药2～3次，每次换药前均需冲洗伤口，待肿消神复即停用本药。伤口未完全愈合可按外科常规换药，中毒严重者应辅以输液及对症治疗。

【功能主治】清热解毒、消肿止痛。适应毒蛇咬伤（蝮蛇、银环蛇、竹叶青等）。

【疗效】应用本方治疗30例，痊愈20例，好转10例。

【来源】广西中医药，1985.8（4）：43

砂仁

【来源】本品为姜科植物阳春砂、海南砂或缩砂仁的干燥成熟果实。

【别名】缩砂仁、缩砂蜜、缩砂密、缩砂。

【处方用名】春砂仁、缩砂仁、砂全、壳砂（带壳的西砂仁，打碎用）。

【用法用量】内服：3～6克，入煎剂不宜久煎，宜后下。或入丸、散。

【产地采收】夏、秋间果实成熟时采收，晒干或文火焙干，即为壳砂（一名沙果）；剥去果皮，将种子团晒干，即为砂仁。以个大、坚实、仁饱满、气味浓厚者为佳。以阳春砂质量为优。

【炮制研究】生品辛香，长于化湿行气，醒脾和胃，常用于脾胃湿阻气滞，脘腹胀痛，纳呆食少，呕吐泄泻。盐砂仁辛温之性略减，温而不燥，降气安胎作用增强并能引药下行、温肾缩尿，可用于妊娠恶阻，胎动不安，或治小便频数、遗尿。

【性味归经】辛，温。归脾、胃、肾经。

【功能主治】化湿开胃，温脾止泻，理气安胎。用于湿浊中阻，脘痞不饥，脾胃虚寒，呕吐泄泻，妊娠恶阻，胎动不安。1. 行气开胃：用于气滞之胃腹胀痛，可配枳壳、木香；用于呕吐，可配陈皮、半夏。2. 温脾止泻：用于虚寒泄泻，常配干姜。3. 顺气安胎：用于气机不畅所引起的胎动不安，常配白术、桑寄生、续断。阴虚有热者忌服。

【现代研究】缩砂种子含挥发油1.7%～3%，主要成分为d-樟脑，（一种萜烯，似柠檬烯，但非柠檬烯），d-龙脑，乙酸龙脑酯，芳樟醇，橙花叔醇。阳春砂叶的挥发油与种子的挥发油相似，含龙脑、乙酸龙脑酯、樟脑、柠檬烯等成分；另含皂苷0.69%。阳春砂和缩砂仁均有促进胃液分泌、增进胃运动、排除消化道积气的作用；还具有抗溃疡、抑制血小板聚集、镇痛作用。

· 常用单方 ·

方一

【用法】砂仁炒研，袋盛浸酒，煮饮。

【功能主治】消食和中，下气止心腹痛。主治食滞腹痛。

【来源】《本草纲目》缩砂酒

方二

【用法】砂仁捣碎，以萝卜汁浸透，焙干为末。每服一、二钱，食远，沸汤服。

【功能主治】化痰消胀。主治痰气膈胀。

【来源】《简便单方》

方三

【用法】缩砂不计多少，慢火炒令热透，去皮用仁，捣罗为末。每服二钱，用热酒调下，须史觉腹中胎动处极热，而胎已安。

【功能主治】安胎。主治妇人妊娠，偶因所触，或坠高伤打，致胎动不安，腹中痛不可忍者。

【来源】孙用和《传家秘宝方》

方四

【用法】缩砂一两。去皮为末，每用一钱，以猪腰子一片剖开，入药末在内，绵系，米泔煮熟，与儿食之，次服白矾丸。

【功能主治】涩肠止泻。主治小儿滑泄，肛头脱出。

【来源】《小儿卫生总微论方》

白豆蔻

【来源】为姜科植物白豆蔻的果实。

【别名】多骨、壳蔻、白蔻、波蔻。

【处方用名】白豆蔻、白蔻仁。

【用法用量】内服：煎汤（不宜久煎），宜后下，0.5～2钱；或入丸、散。

【产地采收】主产越南、泰国等地。10～12月果实呈黄绿色尚未开裂时采收，除去残留的果柄，晒干。以个大饱满、果皮薄而完整、气味浓厚者为佳。

【炮制研究】拣净杂质，筛去皮屑，打碎，或剥去果壳，取仁打碎用。

【性味归经】辛，温。入肺、脾经。

【功能主治】行气，暖胃，消食，宽中。治气滞、食滞、胸闷、腹胀、噫气、噎膈、吐逆、反胃、疟疾。1. 芳香化湿，适用于湿温病之胸闷不食、舌苔腻浊等，可与薏仁、杏仁等配用。2. 温中止呕，其性味辛温能温散里寒，适用于脾胃寒湿呕吐，常配以砂仁、半夏、生姜等。3. 行气除满，其气味芳香能行气化滞，适用于脾胃气滞所致的胸脘痞满、不思饮食等，多与砂仁、陈皮等同用。

阴虚血燥而无寒湿者忌服。

【现代研究】果实含挥发油。含挥发油右旋龙脑及左旋樟脑，能促进胃液分泌、兴奋肠蠕动、制止肠内异常发酵、驱除胃肠内积气并有止呕作用。

· 常用单方 ·

方一　白豆蔻仁三钱

【用法】为末，酒送下。

【功能主治】温胃止痛。主治胃寒作吐及作痛。

【来源】《赤水玄珠》白豆蔻散

方二　白豆蔻子三枚

【用法】捣，筛，更研细，好酒一盏，微温调之，并饮两三盏。

【功能主治】温胃止痛。主治胃气冷，吃饭即欲得吐。

【来源】《随身备急方》

方三　白豆蔻10克

【用法】于术后6小时即取研细末，加水150毫升煮沸后即服，每日2次，服至患者饮食正常为止。

【功能主治】促肠功能恢复。主治妇产科腹部术后患者出现腹胀、腹痛。

【疗效】在促肠功能恢复方面有一定优势。

【来源】河北中医，2003.（12）：950

方四　白豆蔻、萝卜子各等份

【用法】为粗末，每服6克，日3服，开水送下。

【功能主治】化湿行气，下气消食。主治食滞腹胀，呕吐酸水。

【来源】《中药精华》

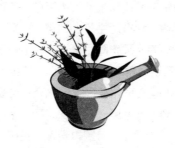

第八章

理气药与土单方

凡能调理气分、舒畅气机的药物称为理气药。因其善于行散气滞故又称为行气药，作用较强者称为破气药。

所谓气滞，就是指气机不畅、气行阻滞的症候。多由于冷热失调、精神抑郁、饮食失常以及痰饮湿浊等因所致。气滞病症，主要为胀满疼痛。气滞日久不治，可进而生痰、动火、成瘀。理气药功能疏通气机，既能缓解胀满疼痛，又能防止胀、满、瘀的发生，所以凡属气滞病证及时应用理气药治疗具有重要意义。

理气药适用于脾胃气滞、脘腹胀满疼痛、胸部气滞、胸痹疼痛、肝气瘀滞、胁肋胀痛、乳房胀痛或结块、疝痛、月经不调等以及胃气上逆、呕吐嗳气、呕逆等症。分别具有理气宽中、行气止痛、宽胸止痛、疏肝解郁、降逆和胃等作用。

理气药大都味苦、辛，性多属温，能入脾、胃、肺、肝经。

理气药应用注意事项：

1.应用理气药时，须根据气滞病症的不同部位及程度，选择相应的药物。

2.气滞之证，病因各异，兼夹之邪亦不相同，故临床应用理气药时宜作适当的配伍。如肺气壅滞，因外邪袭肺者，当配合宣肺化痰止咳之品；如痰热郁肺，咳嗽气喘者，当配合清热化痰药。脾胃气滞而兼有湿热之证者，宜配清利湿热之药；兼有寒湿困脾者，需并用温中燥湿药；食积不化者酌加消食导滞药；兼脾胃虚弱者，又当与益气健脾药合用，等等。

3.本类药物大多辛温香燥，易耗气伤阴，故气弱阴虚者慎用。

4.本类药物中行气力强之品，易伤胎气，孕妇慎用。

5.本类药物大多含有挥发油成分，不宜久煎，以免影响药效。

香附

【来源】为莎草科多年生草本植物莎草的根茎。

【别名】莎草、香附子、香头草。

【处方用名】制香附、生香附。

【用法用量】常用量6~9克，水煎服。

【产地采收】我国分布极广，产量甚大。主产于广东、河南、四川、浙江、山东等地。秋季采挖，燎去毛根，置沸水中略煮或蒸透后晒干，或燎后直接晒干。以粒大肥厚、色紫光润、质坚实、香气浓者为佳。生用或醋炒用。

【炮制研究】香附生品上行胸膈，外达肌肤，故多入解表剂中，以理气解郁为主。醋炙后，能专入肝经，增强疏肝止痛作用并能消积化滞。酒炙后，能通经脉、散结滞，多用于治寒疝腹痛。四制香附，以行气解郁、调经散结为主，多用治胁痛、痛经、月经不调等症。香附炭性味苦涩，多用治妇女崩漏不止等症。

【性味与归经】辛、微苦、甘，平。归肝、三焦经。

【功能主治】疏肝理气，活血调经。1. 用于胁肋疼痛、胸腹胀痛、乳房胀痛、疝气腹痛等症。香附辛散苦降，甘缓性平，长于疏肝理气并有止痛作用，对于肝气郁滞所引起的胸胁胀闷疼痛等症，常与柴胡、枳壳、陈皮、木香等同用；治疝气腹痛，可与小茴香、乌药同用；若乳房胀痛，可与柴胡、瓜蒌、青橘叶同用。2. 用于月经不调，经行腹痛。香附既能疏肝理气，又能活血调经，故为妇科疾病常用药品，适用于月经不调、经行腹痛以及经前乳房胀痛等症，可与柴胡、当归、陈皮、青皮、白芍等同用。

注意事项：气虚无滞，阴虚血热者慎用。

【现代研究】现代研究表明，香附含有葡萄糖、果糖、淀粉、挥发油，挥发油中含樟烯、桉叶素、柠檬烯等。其挥发油有轻度的雌激素作用；香附醇提取物可镇静、镇痛、解热；实验还表明香附具有抗炎、抗病原微生物、利胆等作用。

·常用单方·

方一 香附30克

【用法】取香附30克，加水300毫升，煎至200毫升，1剂煎2次，两煎兑匀，1次顿服。

【功能主治】行气利水。主治急性膀胱炎。

【疗效】治疗98例，92例在3天内痊愈，6例无效。

【来源】香附治疗急性膀胱炎，浙江中医，1992.27（2）：82

方二 生香附（鲜品）80～100克，干品酌减

【用法】水煎至适量，每日不拘时内服。嘱患者尽量做到每次排尿入盂，筛洗结石是否排出。服药1个月为1疗程，治疗3个疗程统计疗效。

【功能主治】行气排石。主治尿路结石。

【疗效】共治疗32例，效果良好。

【来源】生香附治疗尿路结石32例，浙江中医学院学报，1996.20（4）：23

荔枝核

【来源】为无患子科植物荔枝的种子。

【别名】荔仁、枝核、大荔核。

【处方用名】荔核、力核、荔仁。

【用法用量】常用量6～12克，水煎服。

【产地采收】分布于福建、广东、广西及云南东南部，在四川和台湾有栽培；夏季采摘成熟果实，除净皮肉，取种子，洗净晒干，以干燥、粒大、饱满者为佳。

【炮制研究】生用行气散结，祛寒止痛。盐制能破坏其分解苷的酶，使有效成分充分保留下来，发挥药效，能引药下行，增强疗效，常用于疝气疼痛。用时捣碎，可增强作用。

【性味归经】辛、温，微苦。归肝、肾经。

【功能主治】行气散结，祛寒止痛。用于寒疝腹痛、睾丸肿痛。主治寒疝腹痛、睾丸肿痛、胃脘痛、痛经及产后腹痛。

注意事项：无寒湿滞气者勿服。

【现代研究】本品含有皂苷、鞣质和α-亚甲基环丙甘氨酸并含有少量挥发油。具有降血糖、抗氧化、抑制乙肝病毒和护肝等作用。

· 常用单方 ·

方一　荔枝核10克

【用法】取荔枝核烘干后研为细末，每次10克，1天3次，饭前30分钟温水送服。

【功能主治】降血糖。主治老年非胰岛素依赖性糖尿病。

【疗效】治疗7例，均获痊愈。

【来源】辽宁中医杂志，1986. 10（8）：31

方二　干荔枝核一枚

【用法】选用干荔枝核1枚，酒醋50毫升。将荔枝核在盛有50毫升酒醋的瓷碗中磨成糊状，用棉签将药糊涂搽患处，每日2~3次。一般1周，最长不超过半月可治愈。如复发可用同法治疗。

【功能主治】行气散结止痛。主治痔疮（外痔）。

【疗效】共治疗患者48例，经5~15天全部治愈。

【来源】农村新技术，2006.（6）：46

方三　荔枝核8克，田七3克

【用法】荔枝核8克，捣碎成细粒状；田七3克，切片或捣碎，用80℃水泡，代茶饮。症状重者每日2次，早晚服；症状轻者每日1次，晚服，连续饮用1~2个月。

【功能主治】疏肝行气，活血化瘀。主治前列腺痛。本方对兼有滑精及偏寒者效果较好，热象明显者不宜应用。

【疗效】127例中经治疗有37例疼痛完全消失，43例疼痛明显缓解，21例稍缓解，26例无改善或加重。总有效率为80%。

【来源】中国民间疗法，2003.（9）：60

方四　荔枝核适量

【用法】取上药，焙干，研为细末，白酒适量调匀，涂擦腋窝，每天2次。

【功能主治】行气除臭。主治狐臭。

【来源】录自《福建药物志》

佛手

【来源】芸香科植物佛手的干燥果实。

【别名】佛柑花、手瓜、洋丝瓜。

【处方用名】佛手、佛手片、陈佛手、川佛手。

【用法用量】常用量3～10克，水煎服。

【产地采收】主产于中国广东、福建、云南、四川等地。气香，味微甜后苦。以片大而薄、黄皮白肉、气味香甜者为佳。秋季果实尚未变黄或刚变黄时采收，切成薄片晒干或低温干燥，生用。

【性味归经】辛、苦、酸，温。归肝、脾、肺经。

【功能主治】疏肝理气，和胃止痛。用于肝胃气滞，胸胁胀痛，胃脘痞满，食少呕吐。主要应用于：肝郁胸胁胀痛，肝胃气痛，佛手辛行苦泄，善疏肝解郁，行气止痛，可与柴胡、香附、郁金等同用。用于脾胃气滞症，佛手有行气导滞、调和脾胃之功，治脾胃气滞之脘腹胀痛、呕恶食少，多与木香、香附、砂仁等同用。用于久咳痰多、胸闷胁痛，佛手既可燥湿化痰，又能疏肝理气，每与丝瓜络、瓜蒌皮、陈皮等同用。

注意事项：阴虚有火或无气滞者慎用。

【现代研究】佛手含柠檬油素及微量香叶木苷和橙皮苷。佛手醇提取物对肠道平滑肌有明显的抑制作用，对乙酰胆碱引起的十二指肠痉挛有显著的解痉作用，有扩张冠状血管、增加冠脉血流量的作用，高浓度时抑制心肌收缩力、减缓心率、降低血压。

────• 常用单方 •────

方一 鲜佛手12～15克

【用法】用开水冲泡，代茶饮。

【功能主治】疏肝和胃，理气止痛。主治肝胃气痛。

【来源】录自《全国中草药汇编》

方二 佛手120克

【用法】取上药，加水600毫升，煎至300毫升，每次服20毫升，每天4次。

【功能主治】疏肝理气，化痰散结。主治痰气交阻之梅核气。症见咽部如有物阻，吞之不下，吐之不出，情绪波动时加重，舌苔薄白或微腻。

【疗效】治疗120例，治愈率98.3%，疗程5~21天。

【来源】时珍国药研究，1994.（1）：18

方三 **佛手适量**

【用法】取上药，焙干至黄色，研为细末，每次9克，以白酒送服，每天2次。

【功能主治】理气和胃止痛。主治胃气痛。

【来源】录自《滇南本草》

川楝子

【来源】为楝科植物川楝的果实。

【别名】金铃子、苦楝子、楝实。

【处方用名】川楝子、金铃子、川楝、生川楝子、炒川楝子、炒金铃子、醋川楝子等。

【用法用量】常用量：5~10克，水煎服。

【产地采收】主产于四川、湖北、贵州、河南等地，秋、冬果实成熟时采收，晒干。

【炮制研究】川楝子有生用、炒用、酒炒和盐川楝子。生川楝子长于杀虫、疗癣，兼能止痛；炒川楝子可降其苦寒之性，降低毒性，以疏肝理气止痛力胜；醋川楝子又名醋炒川楝子，可增强止痛作用；盐川楝子能引药下行，作用专于下焦，长于疗疝止痛。

【性味归经】苦、寒，小毒。归肝、胃、小肠经。

【功能主治】除湿热、清肝火、止痛、驱虫。用于胸胁痛，乳腺炎，痛经，大小便不通，脘腹胀痛，虫积腹痛，头癣（外用）等。主要应用于：脾胃气滞、脘腹胀痛，常与延胡索等配伍同用。治疝气痛，常配合小茴香、青皮等同用。用治虫积腹痛，常配合槟榔、使君子等同用。但其功效较苦楝根皮为弱。外用又可治头癣：焙黄研末，用猪油或麻油调成油膏，涂于患处（在涂药前先须将患处洗净）。

注意事项：脾胃虚寒者忌服。

【不良反应】内服用量不宜过大，且不可久服，以免出现恶心呕吐等不良反应。

【现代研究】本品含有川楝素为驱除蛔虫的有效成分。对白色念珠菌、新生隐球菌有较强的抑制作用；可松弛奥狄括约肌、收缩胆囊，促进胆汁分泌；也可抑制真菌及金黄色葡萄球菌等。

─────· 常用单方 ·─────

方一 川楝子30克

【用法】水煎服，每天一剂，分3次口服。

【功能主治】理气止痛，清化湿热。主治尿路感染。症见尿频、尿急、尿痛、尿黄，小腹拘急坠胀，舌苔厚腻，脉滑数。

【疗效】治疗1例，痊愈。

【来源】中医杂志，1999.40（1）：6

方二 川楝子20克

【用法】川楝子20克，加水500毫升浸泡半小时，水煎15分钟，去渣取汁，加入红糖50克溶化，分3次服，日一剂。

【功能主治】疏肝郁、清肝火、止疼痛。主治乳腺炎。

【疗效】治疗30例，共治愈27例，好转2例，无效1例。

【来源】中医杂志，1999.40（1）：8

方三 川楝子适量

【用法】川楝子洗净加水煮沸半小时，捣烂，去皮核，过筛，以稠厚为宜。将川楝子果肉100克，猪油80克，蜂蜡20克，香料适量，调匀即可。

【功能主治】生肌止痛。主治手足皲裂。

【疗效】治疗20余例，均有效。

【来源】中医外治杂志，1996.（5）：16

陈皮

【来源】陈皮为芸香科植物橘及其栽培变种的成熟果实的果皮。

【别名】橘皮、新皮、广陈皮、贵老、黄橘皮、红皮、红橘、大红袍、川橘。

【处方用名】橘皮、陈皮、广陈皮、新会皮、陈皮丝、陈皮炭、炒陈皮。

【用法用量】常用量：3~10克，水煎服。

【产地采收】产于中国广东、

福建、安徽、湖北、四川等地。橘子在中国南方称柑，广东有名产，如潮州柑、新会柑。秋、冬季采收。以果皮片大、均匀、干燥、色鲜艳、油性大、香气浓者为佳。新会柑皮制成的广陈皮最为有名，是广东三宝之一，比他处所产贵重得多，存放日久更佳，故称陈皮。以制陈皮而论，外省用橘皮，广东专用柑皮，而且以新会柑皮为地道。秋末冬初果实成熟时采收果皮，晒干或低温干燥。

【性味归经】苦、辛，温。归脾、肺经。

【功能主治】理气健脾，燥湿化痰。用于胸腹胀满，不思饮食，呕吐哕逆，咳嗽痰多，亦解鱼、蟹毒。主要应用于：脾胃气滞症。陈皮辛行温通，有行气止痛、健脾和中之功。又因味苦燥湿，故寒湿中阻的脾胃气滞、脘腹胀痛、恶心呕吐、泄泻者，用之尤为适宜，常与苍术、厚朴等同用，如平胃散。治脾胃气滞、腹痛喜按、不思饮食、食后腹胀、便溏舌淡者，可与党参、白术、茯苓等同用，如异功散。若脾胃气滞较甚，脘腹胀痛较剧者，每与木香、枳实等同用，以增强行气止痛之功。用于湿痰、寒痰咳嗽，陈皮既能燥湿化痰，又能温化寒痰，苦辛行泄而能宣肺止咳，为治痰之要药。治湿痰咳嗽，多与半夏、茯苓等同用，如二陈汤。治寒痰咳嗽，多与干姜、细辛、五味子同用。

注意事项：本品辛香温燥，易伤阴液，故阴虚燥咳、吐血、咯血及内有实热者慎服，对气虚患者也应慎用。

【现代研究】本品主要含有挥发油，主要成分为柠檬烯，还含有黄酮类成分，包括橙皮苷、新橙皮苷、柑橘素等。小量煎剂可增强心脏收缩力，使心输出量增加；大剂时可抑制心脏收缩力。鲜橘皮煎剂有扩张气管的作用。所含橘皮苷可降低毛细管的通透性，防止微细血管出血，能拮抗组织胺、溶血卵磷脂引起的血管通透性增加；能增强纤维蛋白溶解、抗血栓形成，有利胆作用。橘皮挥发油对消化道有缓和刺激作用，有利于胃肠积气的排出；能促进胃液分泌，有助于消化。

· 常用单方 ·

方一　西洋参15克，陈皮15克

【用法】水煎服。

【功能主治】补气行气。主治胃手术后排空延迟症。

【疗效】用于多例，均治愈，平均治愈时间3.5天。

【来源】新中医，1998.30（1）：16

方二　鲜橘皮1~2个

【用法】取上药，放入带盖杯中，倒入开水，待5~10分钟后即可饮用。鲜橘皮每天更换一次。如有发热咳浓痰者，可配合使用抗生素。

【功能主治】行气化痰。主治慢性支气管炎（痰湿蕴肺型）。症见咳嗽、咳痰，咳声重浊，痰出咳平，舌苔白腻。

【疗效】共治疗20例，其中12例单用本品，8例配合抗生素，轻者当天见效，3例无效。

【来源】黑龙江中医药，1990.（6）：37

方三　陈皮70克

【用法】取上药，水煎2次。早晚分服，每天1剂，15天一个疗程。

【功能主治】行气散结消肿。主治急性乳腺炎。

【疗效】共治疗45例，痊愈38例，显效6例，无效1例，总有效率98%。

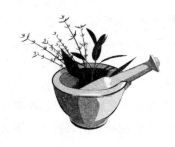

第九章

活血祛瘀药与土单方

凡功能通利血脉、促进血行、消散瘀血的药物，称为活血祛瘀药。其中活血祛瘀作用较强者，又称破血药或逐瘀药。

血液为人体重要物质之一，但必须通行流畅以濡养周身，如有阻滞则往往发生疼痛、肿块等病症。活血祛瘀药功能行血散瘀，解除由于瘀血阻滞所引起的各种病症，故临床应用甚为重要。

活血祛瘀药主要适用于瘀血阻滞引起的胸胁疼痛、风湿痹痛、疮疡肿痛、跌扑伤痛以及月经不调、经闭、痛经、产后瘀滞腹痛等病症。

活血祛瘀药味多辛、苦、咸，性寒、温、平不一，主要归肝、心二经。

活血祛瘀药应用注意事项：

1.活血祛瘀药适用于各种瘀血阻滞病症，但药性各有偏胜，需根据具体病情适当选用。

2.瘀血阻滞每兼气行不畅，为加强活血祛瘀作用，故常配合理气药同用。如瘀滞疮疡，可配清热药同用。

3.活血祛瘀药每有伤血之虞，故应用时必须注意用量并宜适当佐以养血药同用。

4.瘀血阻滞而气虚不足者，可配补气药同用。

5.月经过多者及孕妇对于活血祛瘀药应忌用或慎用。

川芎

【来源】本品为伞形科植物川芎的干燥根茎。

【别名】芎䓖、大川芎、大芎、抚芎、京芎。

【处方用名】川芎、炒川芎、酒川芎。

【用法用量】常用量3～9克，水煎服。

【产地采收】川芎为四川特产药材。主产于四川的灌县、崇庆、温江；此外，云南、湖南、湖北、贵州、甘肃、陕西等地亦有出产，系人工栽培。五月下旬采挖，去茎叶，烘干，除去须根。以根茎肥大、丰满沉重、外黄褐色、内有黄白菊花心、香味浓者为佳。

【炮制研究】川芎有生用或酒炙用，酒炙后活血力增强。

【性味归经】辛，温。归肝、胆、心包经。

【功能主治】活血行气，祛风止痛。用于月经不调、经闭、痛经、胸胁刺痛、跌扑肿痛、头痛、风湿痹痛。1.本品功能活血行气，为血中之气药，可下行血海。常用于血瘀气滞所致的月经不调、痛经、闭经、产后瘀阻腹痛等病症，常与当归、白芍、香附、益母草等同用；用治难产、胞衣不下，可与牛膝、龟板等配合使用。2.本品能上行头目，为头痛要药，治风寒头痛，常与细辛、防风、白芷等同用；风热头痛，常和蔓荆子、菊花、生石膏等配伍；治风湿头痛，每和藁本、白芷、羌活、苍术等同用；血虚头痛，每和当归、白芍、首乌、天麻等配伍；治头风头痛，常与白僵蚕、全蝎、防风等配伍；治血瘀头痛，常和赤芍、丹参、牛膝等同用。3.用于风湿痹痛，常与牛膝、细辛、秦艽、独活等配用。4.近代用治心血瘀阻之冠心病，常与丹参、赤芍、红花等同用；治疗脑血栓形成，脑动脉硬化症，脑血管痉挛，单用或用川芎嗪静脉滴注，或与葛根、丹参等药同用。

使用注意：本品辛温升散，凡阴虚火旺、舌红口干者不宜应用；对妇女月经过多及出血性疾病，亦不宜应用。

【现代研究】川芎含有川芎嗪、胆碱等生物碱，还含有挥发油、酚性物质、有机酸等。具有扩张心肝冠状动脉、增加冠脉血流量、降低心肌耗氧量、抗心肌缺血等作用。能抑制血小板聚集，改善红细胞的变形性，降低全血黏度，抗血栓形成。还可改善脑循环，对脑缺血有保护作用，对中枢神经系统有镇静作用。此外，还有降血压、抗射线损伤和抗维生素E不足的作用。

·常用单方·

方一 川芎适量

【用法】取上药，研为细末，备用。用时取本品6～9克，加山西老陈醋调成糊状，然后用少许药与凡士林调匀。随即将配好的药膏抹在骨质增生处，盖一层塑料纸，再贴上纱布，用宽胶布将纱布四周封固，第二天换药1次，10天为1个疗程。

【功能主治】祛风活血、通络止痛。主治骨质增生症。症见关节肿痛，屈伸不利，遇寒冷则痛甚，或固定不移，或游走不定，或沉重不舒，舌淡苔白。

【疗效】应用本方治疗20例，取得较满意效果。

【来源】新中医，1980.（增刊二）：37

方二 川芎适量

【用法】取上药，焙干，研成细粉（过80～100目筛）。另用棉布1块（据患部大小而定）做成药袋，热敷患处，每天3次。

【功能主治】活血化瘀、祛风止痛。主治骨质增生等无菌性炎症。本病多见于老年人，主要表现为骨关节疼痛、转侧屈伸不利、麻木等。

【疗效】应用本方治疗37例（其中跟骨刺15例，手指关节、颈、腰椎骨质增生共15例，肩周炎3例，膝关节痛、痛风、脉管炎、类风湿关节炎各1例）。治愈11例，显效13例，好转13例，总有效率100%。

【来源】新医学，1982.（3）：164

方三 川芎45克

【用法】取上药，研为细末，分装在用薄布缝成的布袋内，每袋装药15克左右。将药袋放在鞋内直接与痛处接触，每次用药1袋，每天换药1次，3个药袋交替使用，换下的药袋晒干后仍可再使用。

【功能主治】活血散瘀、祛风止痛。主治跟骨骨刺。症见足跟疼痛，步履艰难，遇寒冷及劳累时疼痛加重。

【疗效】应用本方治疗75例，全部

有效。一般用药7天后疼痛减轻，20天后疼痛消失。

【来源】四川中医，1989.7（3）：40

方四 川芎适量

【用法】每天取本品24～28克，加白酒30毫升，水250毫升，浸泡1小时后，加盖用小火炖煎。分2次服用，不会饮酒的可单加水炖服。一般2～3天后血即可止。病程较长者，可在血止后减量续服8～12天，以巩固效果。

【功能主治】化瘀止血。主治功能性子宫出血。

【疗效】应用本方治疗29例，除4例合并子宫内膜炎配合抗生素治疗外，其余病人均单用本方治愈。服药最少2剂，最多10剂，治愈后随访4个月以上，未见复发。

【来源】陕西中医，1990.11（4）：150

乳香

【来源】为橄榄科小乔木植物卡氏乳香树及其同属植物皮部渗出的树脂。

【别名】熏陆香、滴乳香。

【处方用名】乳香、明乳香、制乳香。

【用法用量】常用量3～9克，水煎服，外用适量。

【产地采收】乳香产于非洲的索马里、埃塞俄比亚及阿拉伯半岛南部，土耳其、利比亚、苏丹、埃及亦产。春、夏季将树干的皮部由下而上用刀顺序切伤，使树脂由伤口渗出，数天后凝成硬块，收集即得。

【炮制研究】乳香有醋制和炒制。醋制可加强止痛之功。

【性味归经】辛、苦，温。归心、肝、脾经。

【功能主治】活血止痛，消肿生肌。1.本品既可活血化瘀，又可行气散滞。临床内、外、妇、伤诸科见有瘀滞疼痛之症，皆可应用。用治胃痛，可配高良姜、木香；治疗胁痛，可配川楝子、延胡索；治疗痹痛，常配羌活、秦艽；治疗损伤瘀痛，可配没药、红花、麝香；治疗痈疽肿毒之坚硬疼痛，常配没药、雄黄、麝香。2.用于疮疡溃破久不收口，本品与没药共研细末，外敷患处。

使用注意：本品味苦，入煎剂汤液混浊，胃弱者多服易致呕吐，故用量不宜过多，对胃弱者尤应慎用。无瘀滞者及孕妇不宜用。

【现代研究】现代研究表明，乳香含挥发油和树脂。具有抗胃、十二指肠溃疡和抗炎、镇痛的作用，其镇痛范围广；此外，还可降低肝脏胆固醇合成而发挥降脂作用并可用来防腐及消除口臭。

· 常用单方 ·

方一 乳香和没药各10克

【用法】对冻疮疮面已溃烂者，可将上药碾碎制成粉剂后敷于患处，每个疗程5天，每日外敷4~5次。对冻疮未溃烂者，可将上药加入适量消毒凡士林搅拌，制成膏剂，涂于患处，每个疗程5天，每日外涂4~6次。

【功能主治】活血止痛、消肿生肌。主治冻疮。为冬季常见病，症见手足局部红肿或溃烂。

【疗效】应用本方治疗38例，治疗1~3个疗程，总有效率达97.4%，且在治疗过程中无任何毒副反应。

【来源】山西护理杂志，1998. （6）

方二 生乳香适量

【用法】取上药，配生没药适量（两药同等量），各研为细末，用陈醋与75%的酒精各半，调上药为药泥。先确定压痛点及范围，将药泥敷贴于患处。如腹壁脂肪较厚，或诊断为后位阑尾炎者，可在背部的相应区加贴敷，敷压痛点处，范围应略大于病灶，约3厘米厚，用油纸纱布固定，每天换药1次，药干后随时调湿，至腹痛消失、体温正常、麦氏征（脐与骨盆右侧前突出点连线的中外三分之一交界处）阴性为止。

【功能主治】活血化瘀、消肿止痛。主治急性阑尾炎。主要表现为右下腹疼痛，疼痛开始在上腹或脐周逐转移至右下腹部，厌食、呕吐、便秘或腹泻。

【疗效】应用本方治疗30例，治愈22例，好转6例，总有效率为93.3%。一般外敷1~3次后即可收效或治愈。

【来源】湖南中医杂志，1998. （6）：15

方三 乳香和没药各20克，丹参15克

【用法】取上药，共研细末，用甘油调为糊状，摊于单层纱布上，厚度如硬币，四周向内折叠，包好，

置于硬结上,每次30分钟,每日
1~2次。

【功能主治】活血祛瘀、消肿止
痛。主治肌注硬结。

【疗效】应用本方治疗一般3~4次
症状明显减轻,5天即愈。无不良
反应。

【来源】中医外治杂志,2005.14
(2):55

方四 乳香和没药各6~10克(或
视伤处面积大小而定)

【用法】取上药,共研细末,30%
乙醇调为糊状,涂布于双层纱布上,
四周向内折好,于受伤当日置于患处
冷湿敷。次日可在其上置热水袋(双
层毛巾包好防烫伤)增强疗效。每日
上、下午各1次,每次30分钟。

【功能主治】活血祛瘀、行气散滞、
消肿止痛。主治急性腰腿扭伤。

【疗效】应用本方治疗100例患
者,一般1~3天症状减轻,5~7天
消肿,7~10天活动自如。

【来源】内蒙古中医药,2005.
(1):28

没药

【来源】本品为橄榄科小乔木

没药树和爱伦堡没药树皮部渗出的
油胶树脂。

【别名】末药。

【处方用名】没药、制没药。

【用法用量】常用量3~9克,
水煎服。外用适量。

【产地采收】主产于非洲索马
里、埃塞俄比亚以及印度等地。采
集由树皮裂缝处渗出的白色油胶树
脂,于空气中变成红棕色而坚硬的
圆块。以块大、棕红色、香气浓而
杂质少者为佳。

【炮制研究】1.醋制: 取净
没药,加醋拌匀,焖透,置锅内炒
至表面光亮时,取出,放凉。2.炒
制: 取净没药置锅内,用文火炒至
表面光亮时,取出,放凉。

【性味归经】苦,平。归心、
肝、脾经。

【功能主治】活血止痛,消
肿生肌。用于经闭、痛经、胃腹疼
痛、跌打伤痛、痈疽肿痛及肠痈等
症。本品功用与乳香相似,故对上
述瘀痛之证,常与乳香相须为用,
可增强活血止痛之功。

注意事项:与乳香同。如与乳
香同用,两药用量皆须相应减少。

【现代研究】没药含有挥发油
2.5%~6.5%、树脂25%~35%、树

胶57%～65%等。具有降低血脂、预防动脉壁斑块形成的作用，也有抗炎、镇痛与退热作用。没药酊剂对黏膜有收敛作用，口腔、咽部溃疡时可作口腔洗剂用。没药水浸剂对多种致病真菌有不同程度的抑制作用。本品用于胃肠无力时可以兴奋肠蠕动。

·常用单方·

方一 生没药适量

【用法】取上药，加99%酒精回流，加热提取，制成浸膏状，然后将浸膏真空干燥，研末，装入胶囊，备用。每粒胶囊含没药浸膏0.1克。口服，每天3次，每次2～3粒，每天总量为0.6～0.9克（相当于原生药2～3克），连服2个月。

【功能主治】降低血脂。主治高脂血症。

【疗效】应用本方治疗52例，降胆固醇有效率为65.7%，降甘油三酯有效率为47.8%。本方对一部分合并冠心病患者还有减轻心绞痛及胸闷的疗效。

【来源】中医杂志，1988.（6）：45

方二 印度穆库尔没药适量

【用法】取上药打碎成蚕豆大小，按用量炒至内外皆成黑色（没有炭化），去除部分挥发油（其树脂含量较高，药效较好）。打碎成粉，装空心胶囊（以防药粉黏附于食道壁上）。口服，每天4次，每天总量为8克，连服3个月。

【功能主治】活血、通脉、降脂。主治冠心病。表现为心前区疼痛，劳累时呼吸困难，有心绞痛和心肌梗死史，血脂升高，心电图有ST段降低、T波倒置等。

【疗效】应用本方治疗68例冠心病患者，结果心前区不适及疼痛消失或减轻67例，活动后呼吸困难消失42例，有明显的临床效果。

【来源】山西中医，2002.18（4）：10

延胡索

【来源】为罂粟科植物延胡索的块茎。

【别名】延胡、玄胡索、元胡索

【处方用名】延胡索、元胡、玄胡索、元胡索、酒元胡。

【用法用量】常用量5～10克；

研末服，每次1.5～3克，用温开水送服。

【产地采收】人工栽培，主产于浙江；亦有野生的。在立夏后采挖，除去苗叶和须根，洗净，分开大小，入沸水中烫煮约三分钟，见内外变黄时捞起晒干贮存。以个大、饱满、质坚、色黄、内色黄亮者为佳。

【炮制研究】延胡索有切制和醋制。醋制可加强止痛之功。

【性味归经】辛、苦，温。归心、肝、胃经。

【功能主治】活血，行气，止痛。治心腹腰膝诸痛、月经不调、崩中、产后血晕、恶露不尽、跌打损伤。

【现代研究】本品含有多种生物碱，有延胡索甲素、乙素、维生素C、去氢延胡索甲素、左旋四氢掌叶防己碱等。本品的多种制剂均有明显镇痛作用，尤以醇提浸膏、醋制流浸膏及散剂作用最为明显，还有镇静催眠作用及抗溃疡作用；此外，延胡索可增加心脏冠脉流量，对心肌坏死有一定的保护作用，有抗心律失常、降低血压、降血脂作用。

· 常用单方 ·

方一　延胡索适量

【用法】取上药，研为细粉。每次5～10克，每天3次，用开水冲服。房颤患者在复律期间可服用12克，每天3次，疗程4～8周。

【功能主治】抗心律失常。主治心律失常。症见胸闷不适、心悸心慌、脉律不齐。

【疗效】应用本方治疗多种心律失常48例（包括房性期前收缩、阵发性房颤和阵发性室上性心动过速），显效15例，明显好转7例，好转4例，无效22例，总有效率为54%。其中持续性房颤17例，有6例转为窦性心律。一般起效时间为1～10天。

【来源】北京医学，1984.6（3）：176

方二　元胡适量

【用法】以元胡粉研成极细末，过120目筛，装瓶，患者早晚各1次温开水冲服，20天为1个疗程，连用几个疗程。

【功能主治】抗心律失常。主治频发室性早搏。

【疗效】一般3天内见效。无任何不良反应。

【来源】湖南中医杂志，1992.（6）：25

郁金

【来源】本品为姜科植物温郁金、姜黄、广西莪术或蓬莪术的干燥块根。

【别名】玉金。

【处方用名】广郁金、川郁金。

【用法用量】常用量 3 ~ 12克，水煎服。

【产地采收】以产于浙江温州地区的温郁金（黑郁金）最为有名。以个大、外皮少皱缩、断面灰黑色为佳；另有主产于四川的黄郁金，以个大、肥满、外皮皱纹细、断面橙黄色为佳。秋冬两季植株枯萎时采挖，摘取块根，除去须根，洗净泥土，入沸水中煮透，取出，晒干，阴凉干燥处贮存。

【炮制研究】洗净，润透，切薄片，干燥；或洗净，干燥，打碎。

【性味归经】辛、苦，寒。归肝、心、肺经。

【功能主治】行气化瘀，清心解郁，利胆退黄。用于经闭痛经，胸腹胀痛、刺痛，热病神昏，癫痫发狂，黄疸尿赤。

注意事项：阴虚失血及无气滞血瘀者忌服。孕妇慎服。《十九畏歌诀》："丁香莫与郁金见"，可供使用时参考。

【现代研究】本品主含挥发油。具有免疫抑制和中枢抑制作用。郁金油能有效地防止自由基对心肌的损伤，还能防治中毒性肝损伤。温郁金水煎剂和煎剂酒精沉淀物水溶液，对早期妊娠均有显著的终止作用；此外，郁金水浸剂对多种致病真菌有抑制作用。

· 常用单方 ·

方一 郁金适量

【用法】取上药，研为细粉。每次5克，每天3次，口服，连服1个月以上。

【功能主治】行气止痛、护肝退黄。主治病毒性肝炎。症见胁肋疼痛、食欲不振、身目发黄、小便黄赤、肝脾肿大、转氨酶升高等。

【疗效】应用本方治疗33例，自觉症状消失21例，减轻11例，占97.0%；有明显体征的26例，14例完全消失，9例减轻，占88.5%。

所有病例在治疗后转氨酶都有明显好转。

【来源】江西中医药，1960.（12）：21

方二　郁金适量

【用法】每次取上药9克，红枣3枚，冰片3克。先煎红枣去核，与郁金、冰片共捣成泥状。左侧乳痈塞右鼻孔，右侧乳痈则塞左鼻孔，每天1次，每次用1/4量，一般用药2次即愈。

【功能主治】行气活血、清热消肿。主治急性乳腺炎。

【疗效】应用本方治疗70例，有效率为96%。

【来源】江苏中医杂志，1982.（3）：15

方三　川郁金适量

【用法】取上药，研为细粉，或制成片剂。口服，开始服5～10克，每天3次。如无不适反应，可加大到10～15克，每天3次。3个月为1个疗程。

【功能主治】宁心安神。主治期前收缩。症见心悸心慌、胸闷烦懊、脉律不齐等。

【疗效】应用本方治疗56例，其中室性早搏52例，有效34例；交界性期前收缩2例，有效1例；房性期前收缩2例，均无效。

【来源】北京中医，1984.（3）：18

方四　郁金适量

【用法】取上药水煎。每次50克，每天2次，口服。

【功能主治】排石。主治泌尿系统结石。

【疗效】应用本方治疗本病有较好疗效。

【来源】上海中医杂志，1984.（3）：18

┃莪术

【来源】本品为姜科植物蓬莪术、广西莪术或温郁金的干燥根茎。后者习称"温莪术"。

【别名】蓬术、蓬莪茂、蓬莪术、文术。

【处方用名】莪术、炒莪术、醋莪术。

【用法用量】常用量3～9克，水煎服。

【产地采收】主产于广西、四川、浙江、江西、广东、福建、云南等地。秋冬季均可采挖，洗净，蒸或煮至透心，晒干或低温干燥后除去须根及杂质。以质坚实、块大、气香者为佳。

【炮制研究】切片生用或醋制用。醋制能加强止痛之功。

【性味归经】辛、苦，温。归肝、脾经。

【功能主治】破血祛瘀，行气止痛。用于气滞血瘀所致的经闭腹痛及症瘕积聚等症以及饮食不节、脾运失常所致的积滞不化、脘腹胀满疼痛之症。与三棱功效相似，三棱的破血作用较强，本品的行气止痛作用较佳，两药常相须为用。

注意事项：月经过多及孕妇忌用。

【现代研究】本品含有挥发油1%～1.5%，油中含1,8-桉叶素、莪术酮、莪术烯、莪术醇等。具有抗肿瘤、抗早孕、抑菌、促进白细胞回升、保肝、抗炎、抗凝等作用。

· 常用单方 ·

方一 莪术适量

【用法】取上药，制成浓度为2%的莪术液。创面先以0.1%新洁尔灭液消毒，然后用略大于创面的消毒纱布四层浸透莪术液，紧贴于皮损处，外加干纱布包扎，隔天换药1次，直至痊愈。

【功能主治】抑菌消炎、生肌敛疮。主治皮肤溃疡。

【疗效】应用本方治疗各类皮肤溃疡157例，痊愈155例，显效1例，无效1例，总有效率为99.4%。

【来源】临床皮肤科杂志，1988.17（1）：44

方二 0.04%莪术静脉注射液

【用法】患儿给予0.04%莪术静脉注射液，每日每千克20毫升，日用量不超过5000毫升，疗程为7～14天，根据病情给予吸氧、强心、补液、退热等对症治疗，继发细菌感染者，加用抗生素。

【功能主治】活血抗炎。主治小儿呼吸道合胞病毒性肺炎。

【疗效】治疗45例全部痊愈，未发现任何不良反应。X线胸片复查，10天内吸收者10例，2周内吸收者17例。

【来源】中国中西医结合杂志，1992.12（12）：711

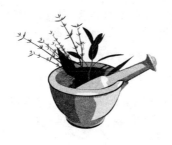

第十章

消食药与土单方

凡功能消化食积的药物，称为消食药。又称消导药或助消化药。

脾胃为生化之源，后天之本，主纳谷运化。如果饮食不节，损伤脾胃，每致饮食停滞，出现各种消化功能障碍的病症。消食药功能消食化积，有的药物还有健脾开胃作用，可以达到消除宿食积滞及其所引起的各种症候的目的，促使脾胃功能恢复，故临床运用具有重要意义。

消食药，主要适用于食积停滞所致的脘腹胀满、嗳气泛酸、恶心呕吐、不思饮食、泄泻或便秘等症。

本类药物的使用，常根据不同病情而配伍其他药物同用。如脾胃虚弱者，可配健胃补脾药；脾胃有寒者，可配温中暖胃药；湿浊内阻者，可配芳香化湿药；气滞者，可配理气药；便秘者，可配通便药；若积滞化热，则当又配合苦寒清热药同用。

消食药大都性味甘平或甘温，归脾胃经。

消食药应用注意事项：

1.食积停滞有上、中、下之分，病在上脘恶心欲吐，可用涌吐药以吐之；停积在下大便秘结，可用泻下药以导之；唯在中焦，脘腹胀闷、嗳气吞酸、不思饮食者则以消导药治之。

2.消食药均能消食化积，然性能又有不同，应根据不同症状和原因，选择恰当药物治疗。一般食积停滞，常用山楂、六曲；症情较重者宜用鸡内金，轻者多用麦芽、谷芽等。又如油腻肉积宜用山楂；米面食积宜用麦芽。至于食积腹泻，又当用焦山楂；兼见气滞，当用莱菔子等。

3.食积停滞，如兼脾胃虚弱，纳呆泄泻，可配健脾药同用；气滞胀闷，可配理气药同用；恶心呕吐，可配和胃降逆药同用；便秘，可配泻下药同用。

4.凡授乳妇女应用消食药须忌用麦芽、六曲；服人参时忌用莱菔子。

山楂

【来源】蔷薇科乔木或大灌木山里红、山楂或野山楂的成熟果实。

【别名】映山红果、山里、红鼠查子、山里红果、山里果子、映山红果、海红。

【处方用名】焦山楂、山楂炭、焦楂肉、生山楂、生楂肉、蜜炙山楂炭。

【用法用量】常用量：10～15克，大剂量30克。

【产地采收】全国各地均产；秋季果实成熟时采收，以个大、皮红、肉厚、核少者为佳，切片，干燥。

【炮制研究】山楂有生用、炒用和炒炭用。生山楂长于活血化瘀，炒山楂长于消食化积，焦山楂长于消食止泻，山楂炭性收涩，有止血止泻功效。

【性味归经】酸、甘，微温。归脾、胃、肝经。

【功能主治】消食化积，活血化瘀。用于食积停滞，产后瘀阻腹痛、痛经、经闭等。主要应用于：

山楂味酸而甘，消食力佳，为消化食积停滞常用要药，尤能消化油腻肉积，常与麦芽、六曲等配伍应用；用治产后瘀滞腹痛、恶露不尽，常与当归、川芎、益母草等配伍。

注意事项：脾胃虚弱者慎服，生者不宜多食。

【现代研究】北山楂含酒石酸、柠檬酸、山楂酸、黄酮酸、内酯、糖及苷类等。野山楂含柠檬酸、山楂酸、鞣质、皂角、果酸、维生素C等。山楂能增加胃中消化酶的分泌，促进消化。所含脂肪酶可促进脂肪分解。所含多种有机酸能提高蛋白酶的活性，使肉食易被消化。山楂又有收缩子宫、强心、抗心律失常、增加冠脉血流量、扩张血管、降低血压、降血脂等作用，对痢疾杆菌及大肠杆菌有较强的抑制作用。山楂中含有的黄酮类、三萜类及丰富的维生素C、钾等物质，可软化并扩张动脉血管，增加血流量，增强血管弹性，增加心脏收缩力，能改善心脏活力，降低血压、血脂，利尿镇静，对老年性心脏病、高血压、冠心病、高血脂等，都有明显疗效。一些研究还证明，山楂中大量含有的维生素C

能阻断癌性N-亚硝基的产生并减少自由基的形成，有抑制癌细胞的作用，对于宫颈癌的抑制率达到70%，还可用于食道癌、胃癌、肠癌、膀胱癌的辅助治疗。山楂含有的牡荆素，也是一种有抗癌作用的物质。

—— · 常用单方 · ——

方一　生山楂15克

【用法】先水煎1次饮服，药渣泡茶饮用，每天1剂。

【功能主治】消痰化浊，活血化瘀。主治高脂血症。

【来源】浙江中医杂志，1993. 28（9）：402

方二　生山楂60克，茶叶5克

【用法】水煎服，日1剂。

【功能主治】消积导滞。主治痢疾。

【来源】浙江中医杂志，1992. 27（5）：234

方三　鲜山楂数枚（视疮面面积而定）

【用法】隔陶瓦片置煤炉上烘烤至熟。去皮、核，取山楂肉敷于疮面，用纱布包扎。每天一次，七天为一个疗程。一般1~2个疗程可愈。

【功能主治】活血化瘀愈疮。主治冻疮。

【来源】湖北中医杂志，2000. 22（4）：15

方四　鲜山楂300克

【用法】山楂研为细末备用。患者先用温水洗面，毛巾揩干。取备用山楂粉5克，鸡蛋清适量，调成糊状，薄薄覆盖于面部，保留1小时，早晚各一次。敷上药糊后，可配合手法按摩以助药力吸收，60次为一个疗程。

【功能主治】调和气血。主治黄褐斑。

【疗效】治疗12例，痊愈6例，无效4例，总有效率81.8%。

【来源】湖北中医杂志，1994. 16（5）47

神曲

【来源】本品为采用杏仁泥、赤小豆、辣蓼草、青蒿、面粉、苍耳草等药末混合后经发酵而成的加工品，或为面粉和其他药物混合后经发酵而成的加工品。本品原主产于福建，现各地均能生产，而制法规格稍有出入；大致以大量麦粉、麸皮与杏仁泥、赤小豆粉以及鲜青蒿、鲜苍耳、鲜辣蓼自然汁，混合拌匀，使不干不湿，做成小块。

【别名】六神曲。

【处方用名】焦六曲、六曲（炒至外黑内呈老黄者应用）、生六曲（未经炒者）。

【用法用量】常用量：10~15克，水煎服。

【产地采收】本品原主产于福建，现各地均能生产，为不规则的碎块，表面焦褐色，具有香气。

【炮制研究】神曲有生用或炒焦用。炒焦后能增强其消食化积、健脾和胃的作用；生用尚有发散走表的作用，可用于感冒食滞。

【性味归经】味甘、辛，性温。入脾、胃经。

【功能主治】和胃消食。用于食积不化、脘闷腹胀、消化不良及泄泻等症。主要应用于：饮食积滞、消化不良等症，常与山楂、麦芽等配伍应用；此外，丸剂中有矿石药品难以消化吸收者，可用六曲糊丸以助消化。

注意事项：胃火盛者慎服。

【现代研究】本品含酵母菌、酶类、维生素B复合体、麦角固醇、挥发油、苷类等。本品有促进消化、增进食欲的作用。

· 常用单方 ·

方一 利巴韦林、神曲

【用法】所有病例均按婴幼儿秋冬季腹泻病的治疗原则治疗，并根据病情、脱水程度、是否发热或酸中毒等给予对症处理。治疗组在上述治疗的基础上再给予利巴韦林每日每千克10~15毫克，分1或2次静脉点滴或肌肉注射，神曲0.5~1块/天，经过研末锅炒（和盐少许）后，分次煎服至愈。

【功能主治】消食化积，抗病毒。主治婴幼儿秋冬季腹泻。

【疗效】共治疗95例，治疗组显效30例，有效60例，无效5例，总有效率95%。

【来源】福建医药杂志，1999. 21（3）：81

方二 葛根30克、神曲10克、防风10克

【用法】水煎内服，每日1剂，每剂分3次，趁热服下后盖被取微汗为佳。病情严重者，每日可服2～3剂。

【功能主治】解肌发表、疏散风邪。本方适于四时感冒初起，病情较轻，且以有身痛、项强、头胀、头重者为宜。如属重感冒者，则非此方的适应证。

【疗效】对四时感冒初起疗效显著，一般服一到二剂均获良效。

【来源】广西中医药，2004．27（2）：40

麦芽

【来源】本品为禾本科植物大麦的成熟颖果，经发芽后，低温干燥而得。

【别名】大麦毛、大麦芽、大麦蘗、麦蘗、大麦毛、大麦芽。

【处方用名】炒麦芽、焦麦芽、生麦芽。

【用法用量】常用量：10～15克，大剂量可用30～120克，水煎服。

【产地采收】全国各地均产。

以色黄粒大、饱满、芽完整者为佳。

【炮制研究】麦芽有生用、炒用和炒焦用。生用兼可疏肝；炒用偏于消食并能回乳；炒焦用偏于止泻。

【性味归经】甘，平。入脾、胃经。

【功能主治】消食，和中，回乳。用于食积不化、脘闷腹胀及脾胃虚弱、食欲不振；乳汁郁积，乳房胀痛等症。麦芽可促进食物的消化，尤能消米面食积；主要应用于：食积不化、脘闷腹胀，可与山楂、六曲等配伍；如遇脾胃虚弱、食欲不振，宜与白术、党参等补气健脾药同用；至于消化不良症情较轻者，可单用本品煎服；或炒焦，研细末，用开水调服。对断乳及乳汁郁积引起的乳房胀痛等症，麦芽有回乳之功，凡妇人在婴儿断奶时，可用生麦芽二两，加水煎服；如因乳汁郁积引起乳房胀痛，则用量必须加倍，可收退乳消胀之效。

注意事项：妇女在哺乳期内不宜服用，以免引起乳汁减少。

【现代研究】麦芽的主要成分有：淀粉酶、转化糖酶、维生素B

族、维生素C、脂肪、软磷脂、糊精、葡萄糖及大麦芽碱等。麦芽油是许多营养品的重要组成成分，有提高人体耐力、体力、精力的功效。麦芽油中含有一种叫二十八烷醇的物质，研究表明，二十八烷醇能将食物储存的能量转化为生物能，从而加强肌肉的力量、耐力和活力。二十八烷醇还能提高服用者的生育力和精子产量。麦芽油还富含不饱和脂肪酸，有抗氧化活性，所以被誉为天然维生素E。

·常用单方·

方一 生麦芽30克，酒蒸大黄40克（儿童用量酌减）

【用法】水煎服，日1剂。

【功能主治】清化湿热，利胆退黄。主治急性黄疸型肝炎。

【疗效】治疗11例，有效率80%，服药期间有一定的便溏反应。

【来源】浙江中医杂志，1985.（5）：224

方二 生麦芽30克，生猪胰150克

【用法】加水1000~1200毫升，煎成600~800毫升，当茶温服，每次200毫升，渴时即服。

【功能主治】滋阴液，助运化。主治糖尿病。

【疗效】治疗2例，皆有良效。

【来源】吉林中医药杂志，1985.（3）：27

方三 生麦芽125克

【用法】取上药，微火炒黄，置锅内，加水800毫升，煎至400毫升，过滤取汁；再加水600毫升，煎至400毫升。将两次药液混合为1天量，分3次温服。

【功能主治】回乳。主治哺乳期妇女欲断奶。

【疗效】共治疗11例，多数2剂获效。

【来源】中医杂志，1964.（2）：29

谷芽

【来源】本品为禾本科植物稻的成熟颖果，经发芽后，低温干燥而得。

【别名】糵米、谷糵、稻糵。

【处方用名】生谷芽、炒谷芽、谷芽、长须谷芽、香谷芽、炙谷芽、焦谷芽、稻芽、香稻芽。

【用法用量】常用量：10～15克，大剂可用至30克，水煎服。

【产地采收】我国各地均产，但以南方早稻谷加工者为好，随时可以制备，生用或炒用。炒至深黄色称炒谷芽，炒至焦黄色称焦谷芽。

【炮制研究】谷芽有生用和炒用。生用养胃作用好，用于胃中气阴不足；炒用消食力强，用于食积、泄泻。

【性味归经】甘，平。入脾、胃经。

【功能主治】消食和中，健脾开胃。用于消化不良、脘闷腹胀及脾胃虚弱、食欲减退等症。谷芽具消食和胃之功，其作用较麦芽、山楂、六曲等较为缓和，故能促进消化而不伤胃气。在脾胃虚弱、纳谷不香的情况下，每与补气健脾之品如党参、白术、山药等配伍同用。

【现代研究】本品含淀粉酶、维生素B族、蛋白质、脂肪等，有助消化作用。但其淀粉酶含量较麦芽低，故消化淀粉类食物作用弱于麦芽。煎煮或炒谷芽能降低其消食效力。

· 常用单方 ·

方一　谷芽50克

【用法】取上药，蒸露，代茶饮用。

【功能主治】健脾开胃。主治病后脾虚，症见食少便溏，周身乏力。

【来源】录自《中华药海》。

莱菔子

【来源】为十字花科植物莱菔的成熟种子。

【别名】萝卜子、萝白子、菜头子。

【处方用名】莱菔子、萝卜子、炒莱菔子。

【用法用量】常用量：10～15克，水煎服。

【产地采收】我国各地均产。以身干、粒大饱满、不泛油、无杂质者为佳。夏季果实成熟时采割植株，晒干，搓出种子，除去杂质，再晒干。生用或炒用，用时捣碎。

【炮制研究】莱菔子有生用和炒用。生用长于祛痰；炒后药性缓和，有香气，可避免生品服后恶心的不良反应，长于消食除胀。

【性味归经】辛、甘、平。归脾、胃、肺经。

【功能主治】消食导滞，降气祛痰。用于食积气滞、嗳气吞酸、脘腹胀满、咳喘痰多。主要应用于：食积所致的胃脘胀满、嗳气吞酸、腹痛等症状，多与六曲、山楂同用，如保和丸。本品炒用有降气祛痰的作用，适用于久咳痰喘实证，常与白芥子、苏子同用，如三子养亲汤。

注意事项：莱菔子可降气行滞消食，能耗气伤正。凡正气虚损、气虚下陷、大便溏泄者不宜服用。

【不良反应】生用对心脏有轻微毒性并可引起恶心。

【现代研究】莱菔子含挥发油和脂肪油，挥发油中含α-、β-己烯醛和β-、γ-己烯醇等，脂肪油中含多量芥酸、亚油酸、亚麻酸及芥子酸甘油酯等，尚含莱菔素、莱菔苷。因此，莱菔子具有抗细菌及抗真菌作用，它对链球菌、葡萄球菌、肺炎球菌、大肠杆菌等均有抑制作用，可用于治疗百日咳、黄疸、细菌性痢疾以及真菌引起的皮肤疾患。

· 常用单方 ·

方一　莱菔子15克，决明子15克

【用法】泡水代茶饮。

【功能主治】平肝降气。主治高血压。

【疗效】治疗原发性高血压60余例，收到良好效果。

【来源】中医杂志，1998.39（8）：455

方二　莱菔子150克

【用法】莱菔子洗净泥土晾干，研为细末，过筛装瓶备用。3岁以下者，每天2.5克，8小时冲服一次；4～7岁，每天4～6克，12小时冲服一次；8岁以上者，每天6～10克，12小时冲服一次。佐白糖适量调服。

【功能主治】降气润肠通便。主治便秘（实秘）。

【来源】新中医，1996（7）：50

方三　莱菔子10克

【用法】炒熟后一次服下。

【功能主治】行气利水。主治排尿

功能障碍。

【来源】湖南中医药导报，1997. 3（2）：109

方四 生莱菔子30~50克

【用法】捣为细末，制成莱菔子散，空腹服下止吐。

【功能主治】降气化痰。主治癫狂、痰饮、眩晕、噎膈等见痰涎壅盛之症。

【来源】四川中医，1999. 17（2）15

鸡内金

【来源】本品为脊椎动物雉科家鸡的砂囊角质内膜。俗称鸡肫皮。

【别名】鸡肫皮、鸡肫内黄皮、鸡黄皮、鸡食皮、鸡合子、鸡中金、化石胆、化骨胆。

【处方用名】鸡内金、炙内金。

【用法用量】常用量：3~10克，研粉吞服每次1.5~3克；或入丸、散。

【产地采收】全国各地均产，杀鸡后，取出鸡肫，立即剥下内壁，洗净，干燥。以干燥、完整、个大、色黄者为佳。

【炮制研究】鸡内金有生用、炒用与醋炙用。生用长于攻积，通淋化石；炒用健脾消积的作用增强，用于消化不良，食积不化及小儿疳积等症。醋用有疏肝健脾作用，多用于脾胃虚弱、脘腹胀满等症。

【性味归经】甘，平。入脾、胃、肾、膀胱经。

【功能主治】消食健脾，涩精止遗，化结石。用于食积不化、脘腹胀满及小儿疳积、遗精、遗尿、胆结石等。主要应用于：消食积，与山楂、六曲、麦芽等品配伍。如遇脾胃虚弱、脾胃不振者，宜与补气健脾药如白术、党参、山药、扁豆等同用。用于遗精、遗尿等症。

注意事项：脾虚无积滞者慎服。

【现代研究】现代药理研究认为，鸡内金主要含有胃激素、角蛋白、氨基酸等成分。有增加胃液分泌量和胃肠消化能力、加快胃的排空速率等作用。

·常用单方·

方一 按疣的大小剪下一块

【用法】先以温水浸泡疣部5~15分钟，使疣部角质层软化，然后常规消毒。取鲜鸡内金洗净，按疣的大小剪下一块，以内层紧贴疣部，用胶布固定4~12小时取下。

【功能主治】软坚散结。主治寻常疣。

【来源】湖南科技报，1983年9月6日

方二 鸡内金适量

【用法】鸡内金烘干后研成细末，用玻璃瓶装好备用。使用时，将15克鸡内金粉倒入杯中，冲300毫升开水，15分钟后即可服用。早晨空腹1次服完，然后慢跑步，以助结石排出。

【功能主治】软坚排石。主治多发性肾结石。

【疗效】治疗一例，服药5天后排出砂石5枚，继服10天后，又排出若干小砂粒，用药15天后，经X线摄片复查，右肾肾盂未见结石。随访5年，未见复发。

【来源】湖南中医杂志，1986.（3）：25

方三 鸡内金适量

【用法】取鸡内金，焙干，研细末备用。每次10克，饭前1小时用温开水冲服，每天3次。

【功能主治】消积化石。主治胃石症（因食黑枣所致）。

【疗效】治疗31例，均愈。

【来源】中国中医药科技，1995.2（6）：9

方四 鸡内金

【用法】鸡内金烧灰存性，涂于溃疡面，每日3次。

【功能主治】清热泻火、敛疮生肌、解毒。主治口疮。

【疗效】全部病例涂药2~4次痛即止，3~10日溃疡面消失。

【来源】中国民间疗法，2002.10（5）：25

方五 鸡内金适量

【用法】鸡内金适量，鲜品先切成小块，晾干后再在瓦上焙黄，研细末。年龄6个月以内者每次服0.5克，日3次；6~12个月者每次服1

克，日3次；12～18个月者每次服1.5克，日3次。2周为一疗程，2周后休息1天，再服1个疗程。另将鸡内金细末装纱布袋，年龄6个月以内每袋装1克，6～12个月装2克，12～18个月装3克，将药袋固定在神阙穴上，3天换一次，2周1疗程。

【功能主治】鸡内金健脾和胃消食，关元穴培元固本，和胃理肠。主治婴幼儿慢性腹泻。

【疗效】治疗36例，总有效率94.4%。

【来源】实用中医药杂志，2000.16（10）：14

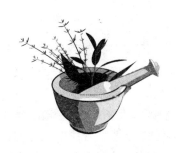

第十一章

化痰止咳平喘药与
土单方

凡功能化除痰涎，制止咳嗽、平定气喘的药物，称为化痰止咳平喘药。

痰涎与咳嗽、气喘有一定的关系，一般咳喘每多夹痰，而痰多亦每致咳喘，故将化痰、止咳、平喘合并介绍。但其中有的药物以化痰为主要功效，或虽属化痰而并不用于咳嗽气喘；有的则以止咳平喘为主要功效，或虽属止咳平喘却无化痰作用。

化痰药不仅用于因痰饮引起的咳嗽、气喘，并可用于瘰疬、瘿瘤、癫痫、惊厥等症。

临床使用化痰止咳药时，应注意以下几点：

1.凡内伤外感的病症，均能引起痰多及咳嗽，治疗时应仔细分辨病因，进行适当的治疗，例如有外感的配合解表药同用，虚劳的配合补虚药同用。

2.咳嗽而咯血时，不宜用燥烈的化痰药，以免引起大量出血。

半夏

【来源】本品为天南星科多年生草本植物半夏的干燥块茎。

【别名】三叶半夏、野芋头、蝎子草。

【处方用名】生半夏、清半夏、姜半夏、法半夏。

【用法用量】常用量：3～10克。外用适量。

【产地采收】主产于四川、湖北、江苏、安徽等地。夏秋两季可采挖，洗净泥土，除去外皮及须根，晒干。以色白、质坚实、粉性足者为佳。

【炮制研究】半夏生品有毒，能刺激人咽喉，使人呕吐、咽喉肿痛、失音，多作外用，但可随方入煎剂使用，而不宜入丸散剂使用。生用以化痰止咳、消肿散结为主，用于疮痈肿痛、湿痰咳嗽等症。半夏经炮制后，能降低毒性，缓和药性，消除不良反应。经白矾水浸漂或煮后，长于化痰，以燥湿化痰为主，用于湿痰咳嗽、痰热内结、风痰吐逆、痰湿凝聚、咳吐不出等症。经生姜、白矾制后，善于止呕，以温中化痰、降逆止呕为主，用于痰饮呕吐、胃脘痞满、喉痹、瘰疬等症。经甘草、石灰水制后，偏于祛寒痰，同时具有调脾和胃的作用，用于寒痰湿痰、胃有痰浊不得卧等症。

【性味归经】辛、温，有毒。归脾、胃、肺经。

【功能主治】燥湿化痰，降逆止呕，消痞散结。

注意事项：反乌头。其性温燥，一般而言，阴虚燥咳、血证、热痰、燥痰应慎用。

【不良反应】能刺激人咽喉，使人呕吐、咽喉肿痛、失音。

【现代研究】半夏中含 β -谷甾醇、D-葡萄糖苷、黑尿酸及天门冬氨酸、谷氨酸、精氨酸、β -氨基丁酸、γ -氨基丁酸等多种氨基酸和18种微量元素。另含胆碱、烟酸、油酸、微量挥发油、原茶儿碱等。半夏对咳嗽中枢有镇静作用，可解除支气管痉挛，并使支气管分泌减少而有镇咳祛痰的作用。所含葡萄糖醛酸的衍生物，有显著的解毒作用。半夏可抑制中枢而止呕，对小鼠有明显的抗早孕作用，煎剂可降低兔眼压。

· 常用单方 ·

方一 生半夏30~60克

【用法】取上药，配鲜生姜30~50克。用沸水泡后频频服用，或用武火（即大火）煎30分钟后频频服用，每天1剂。

【功能主治】祛痰熄风止痛。主治眉棱角痛，表现为痛如锥刺样，多由脾不运湿、风痰相兼而致。

【疗效】应用本方治疗108例，服1~3剂而愈者59例，服4~6剂痊愈者32例，服8剂以上痊愈者17例。复发者32例，仍按原法治愈。需注意，生半夏力猛，儿童用量应随年龄酌减。中病即止，不可过量。

【来源】新中医，1991.（5）：56

方二 生半夏30克

【用法】取上药，研为极细末，用陈醋适量调糊。敷患处，包扎固定，每天换药1次。

【功能主治】化痰散瘀、消肿止痛。主治闪挫伤筋及跌打损伤表皮未破者，可减轻局部青紫肿胀。

【疗效】应用本方治疗跌打损伤30例，轻者1次即愈，重者3次告愈。

【来源】四川中医，1987.（10）：52

方三 生半夏6克

【用法】取上药，加醋30毫升，微火煮沸30分钟，去渣，加鸡蛋1枚搅匀，再煮沸即得。服法不拘时，少少含咽为佳，使药力持久作用于咽部。

【功能主治】消炎止痛。主治慢性咽炎、慢性扁桃体炎，表现为咽部梗阻疼痛，吞咽不利，扁桃体、咽部红肿，舌红苔腻，脉滑数。

【疗效】应用此方治疗本病收效甚好。对于屡用抗生素无效者效果更为明显。

【来源】四川中医，1985.（1）：15

方四 制半夏15克

【功能主治】化痰散结、利咽开音。主治痰火互结，咽部充血水肿影响发音的实证失音，表现为声音嘶哑，以至声音全无。

【疗效】应用本方治疗33例，服药2~3天均获愈。

【来源】湖北中医杂志，1985.（5）：39

天南星

【来源】本品为天南星科植物天南星，异叶天南星，或东北天南星的干燥块茎。

【别名】半夏精、野芋头、山苞米。

【处方用名】生天南星、生南星、制天南星、制南星、胆南星。

【用法用量】内服：煎剂，常用量3～9克。外用生品适量，研末以醋或酒调敷患处。

【产地采收】天南星产于陕西、四川、甘肃、贵州等地；异叶天南星主产于湖北、湖南、四川、贵州等地；东北天南星主产于东北、内蒙古、河北、山东等地。秋冬二季茎叶枯萎时采挖，除去须根及外皮，干燥。以色白、个大、粉性足为佳。

【炮制研究】天南星，生用辛温燥烈，有毒，多外用。也有内服者，以祛风止痉为主，多用于破伤风、中风抽搐、癫痫等症。外用以消肿散结力盛，用于痈疽、瘰疬、疮疖、蛇虫咬伤等症。生姜、白矾制后，降低毒性，增强燥湿化痰作用，用于顽痰咳嗽、胸膈胀闷、痰阻眩晕等症。

【性味归经】苦、辛，温，有毒。归肺、肝、脾经。

【功能主治】燥湿化痰，祛风止痉，散结消肿。主治顽痰咳嗽、风痰眩晕、中风痰壅、口眼歪斜、半身不遂、惊风、破伤风。外用治痈肿等。

【不良反应】能刺激人咽喉，使人呕吐、咽喉肿痛、失音。

【现代研究】天南星块茎含三萜皂苷、苯甲酸、黏液、淀粉、γ-氨基丁酸、鸟氨酸、瓜氨酸、精氨酸、谷氨酸、天门冬氨酸及D-甘露醇和二酮哌嗪类生物碱。天南星具有祛痰及抗惊厥、镇静、镇痛作用，对小鼠实验性肿瘤有明显抑制作用。二哌嗪类生物碱能对抗乌头碱所致的实验性心律失常。

· 常用单方 ·

方一　生天南星1枚

【用法】先取米醋适量，放入底面粗糙的瓷碗中，然后用拇、食指紧捏住天南星，在碗底中反复旋转磨汁成糊状。不拘时用棉签蘸擦患处。

【功能主治】解毒散结。主治发际疮，表现为项后发际处灼热红肿疼痛，形如粟米颗粒，顶白肉赤，破流脓液，蔓延成片，头顶俯仰疼痛加剧。

【疗效】应用本方治疗多例，效果良好。一般4～5天红肿痛痒症状改善，以至痊愈。

【来源】中医杂志，1983.24（1）：54

方二　生天南星适量

【用法】取上药，研为细粉，加入食醋中。5天后外搽患处，每天3～4次。

【功能主治】消炎止痛。主治腮腺炎，表现为腮部肿胀疼痛，可伴有发热等。

【疗效】应用本方治疗6例，当天即退热，症状减轻，平均3～4天肿胀逐渐消退。

【来源】《中药大辞典》

方三　生鲜或干天南星约5克

【用法】取上药，磨醋（10毫升）成汁。涂搽患处及周围，涂搽范围越大效果越好，每天2～3次，直至肿胀全部消失为止。

【功能主治】解毒消肿。主治毒蛇咬伤，表现为蛇咬伤后疼痛难忍，继而肿胀。

【疗效】应用本方治疗3例，均获痊愈。

【来源】四川中医，1988.（5）：39

方四　天南星适量

【用法】用食醋600毫升，煎熬成200毫升，加入天南星细末300克，制成糊状备用。使用前将病变部位洗净，用75%酒精消毒后敷上天南星醋膏，盖上大小适中透明胶布固定，每日换药1次。

【功能主治】消炎祛脓。主治皮肤化脓性感染。

【疗效】治疗60例，治愈42例，好转17例，总有效率98.5%。

【来源】中华综合医学杂志，2003.5（9）：61

白附子

【来源】天南星科植物独角莲的干燥块茎。

【别名】禹白附、鸡心白附、独角莲、雷振子。

【处方用名】生白附子、白附

子、制白附子、禹白附。

【用法用量】常用量3～5克，水煎服，研末服0.5～1克。

【产地采收】主产于河南、甘肃、湖北等地，秋季采挖，除去须根及外皮，用硫黄熏1～2次，晒干。

【炮制研究】白附子有毒，生品一般多外用。长于祛风痰，定惊厥，解毒止痛，用于口眼㖞斜、破伤风，外治瘰疬痰核、毒蛇咬伤。经生姜、白矾炮制后，降低毒性，消除麻辣味，增强祛风痰作用。用于偏头痛、痰湿头痛、咳嗽痰多等症。

【性味归经】辛、甘，温，有毒。归胃、肝经。

【功能主治】祛风痰，燥湿痰，止痉，止痛，解毒散结。

【现代研究】白附子含有β-谷甾醇、β-谷甾醇-D、葡萄糖苷、蔗糖、草酸钙、黏液质、有机酸、皂苷、生物碱等化学成分。本品具有降血清胆固醇，止咳祛痰，抗结核及抗癌等作用，并具有镇静、抗惊厥作用。

· 常用单方 ·

方一　白附子30克

【用法】取上药，研为细粉，备用。每次取1克，同白面粉2克用水调成浆，晚间反复擦面部，于后再涂蜂蜜1次，次晨洗去。

【功能主治】解毒润肤。主治黄褐斑、粉刺。

【来源】《家用偏方》

方二　鲜白附子20～60克

【用法】用鲜白附子20～60克，洗净，捣烂如泥，根据疮口大小均匀敷于患处，包扎，早晚各换药1次；或用鲜白附子10～30克，洗净，煎服，每日1剂。

【功能主治】消肿止痛。主治颈淋巴结结核。

【疗效】单纯用内服法，治疗淋巴结结核35例，治愈31例，好转4例；内服和外用同时使用，治疗淋巴结结核10例，治愈8例。

【来源】河北中医，1990.12（2）：5

白芥子

【来源】本品为十字花科植物

白芥的干燥成熟的种子。

【别名】辣菜子、青菜籽、芥菜籽。

【处方用名】白芥子、芥子、炒芥子。

【用法用量】内服：煎汤，3~9克；或入丸散。外用：适量，研末调服。

【产地采收】主产于安徽、河南、四川、陕西、浙江等地。7~9月间采收，在果实成熟变黄色时割取全株，晒干后打下种子，除去杂质。以个大、饱满、色白、纯净为佳。

【炮制研究】生品力猛，辛散作用和通络散结作用强。多用于胸胁闷痛、关节疼痛、痈肿疮毒。炒后可缓和辛散走窜之性，以免耗气伤阴，并善于顺气豁痰。同时外壳破裂芥子酶受到破坏，能提高煎出效果，利于苷类成分的保存。

【性味归经】味辛、甘，性温，有毒。归脾、胃经。

【功能主治】燥湿化痰、祛风止痉、解毒散结。主治痰壅中风、破伤风、偏头痛、毒蛇咬伤、瘰疬痰核等症。

【不良反应】外用可使皮肤发泡致皮肤过敏。

【现代研究】白附子含有β-谷甾醇、β-谷甾醇-D葡萄糖苷、蔗糖、草酸钙、黏液质、有机酸、皂苷、生物碱等化学成分。具有一定的镇静作用，炮制后的制附子镇静作用强于生附子，可抑制结核杆菌的生长。

· 常用单方 ·

方一 白芥子100克

【用法】取上药，研为细末。分3次用，每次加90克白面，用水调好，做成饼。饼大小视背部面积而定，每晚睡觉前敷背部，晨起丢掉。一般连用2~3次便可。

【功能主治】通达经络、止咳平喘。主治小儿急慢性气管炎及哮喘，表现为咳喘痰多或伴纳呆，舌苔白厚，肺部听诊有干湿性啰音或有哮鸣音。

【疗效】应用本方治疗50例，敷第1次时症状稳定；第2次后症状大减，哮鸣音明显减弱；第3次后症状基本消除，无效者极少。

【来源】黑龙江中医药，1988.（1）：29

方二 白芥子50克

【用法】取上药，研为细末，用米酒50克调成膏状，摊在纱布上，贴敷在患侧阳白、地仓、颊车、四白4穴上，胶布固定，4~6小时取下，10天内防止患侧受风。若无效，7天后贴敷第2次。贴药部位可起水疱，乃药物刺激所致，可用无菌注射器将疱内液体抽出，让其自行脱屑而愈。

【功能主治】祛痰通络。主治周围性面瘫，表现为患侧额纹及鼻唇沟消失，眼不能闭合，面肌松弛，不能鼓腮、噘嘴，口水流出，食物易停滞。

【疗效】应用本方治疗150例，痊愈139例，有效7例，无效4例。

【来源】河北中医，1991.（5）：22

方三 白芥子末5克

【用法】取上药，用30度的温水调成糊状。将药涂在1块20厘米见方的正方形纱布上，贴在小腹膀胱胀满部位，上盖1条毛巾，再加上热水袋热敷10~15分钟。小便自利后，再服益气活血利尿的中药以巩固疗效。

【功能主治】通利小便。主治产后

尿潴留，表现为小便点滴不畅甚则小便不通，小腹胀满不适。

【疗效】应用本方治疗22例，全部自行排尿，均无复发。

【来源】江苏中医，1990.（2）：36

方四 白芥子30克

【用法】取上药，捣烂如泥状，摊在纱布上，稍加温。先在患儿背部抹一层凡士林后再行敷药，每天1次，一般每次敷5~15分钟，以背部稍红为度。

【功能主治】祛痰消炎。主治小儿支气管肺炎和支气管炎有痰者。

【疗效】应用本方治疗小儿支气管肺炎和支气管炎，临床症状控制后，肺部湿啰音及痰鸣音不消失的患儿50例，有效46例，疗效不明显和无效4例。

【来源】《临床验方集锦》

川贝母

【来源】为百合科植物卷叶贝母、暗紫贝母、甘肃贝母及梭砂贝母的地下鳞茎。

【别名】勤母、药实。

【处方用名】川贝。

【用法用量】内服：煎汤，3～10克，入汤剂，若研末冲服，每次1～2克；外用：适量，研末撒。

【产地采收】主产于四川、云南、甘肃及西藏等地。春、秋二季或积雪融化时采挖，除去须根、粗皮及泥沙，晒干或低温干燥。以鳞茎质坚实、粉性足、色白者为佳。

【性味归经】苦、甘，性微寒。归肺、心经。

【功能主治】化痰散结，清热散结。用于肺热燥咳、干咳少痰、阴虚劳咳、咳痰带血。

【现代研究】主要含有川贝碱、西贝碱、炉贝碱、白炉贝碱、青贝碱、松贝碱、平贝碱等成分。具有镇咳祛痰、平喘、降压的作用，体外抗菌试验证明，对金黄色葡萄球菌和大肠杆菌有明显的抑制作用。

·常用单方·

方一　川贝母10克

【用法】取上药，黑、白芝麻各20克，炒黄研细，用香油调成糊状。涂敷。

【功能主治】润燥生肌。主治乳头皲裂。俗称烂乳头。哺乳期妇女常见，疼痛难忍，哺乳时疼痛更剧，有出血渗脓或不出血者。

【疗效】应用本方治疗8例，全部在一周内痊愈，取得良好效果。治疗期间适当减少哺乳，或患侧停乳。

【来源】浙江中医杂志，1984. 19（7）：309

方二　贝母适量

【用法】取上药，去心，用麸皮炒令黄，去麸皮，将贝母研为末，与适量砂糖拌匀，为丸如绿豆大。含化1丸。

【功能主治】润肺止咳。主治孕妇咳嗽。

【来源】录自《灵验良方汇编》

方三　川贝母适量

【用法】取上药，粉碎，过80～100目筛后，备用。每天按每千克体重0.1克计量，分3次服。

【功能主治】消积化食、止泻止痛。主治婴幼儿消化不良，表现为腹泻、腹痛、患儿哭闹不安。

【疗效】应用本方治疗10例，2天痊愈4人，3天痊愈3人，4天痊愈3人，总有效率100%。

【来源】黑龙江中医药，1991.（3）：38

方四 川贝10克，鹧鸪1只

【用法】鹧鸪洗净。隔水炖熟吃。

【功能主治】润肺止咳祛痰。主治慢性支气管炎，肺气肿，哮喘。

【疗效】用此方治疗上述病效果良好。

【来源】中国中医药信息杂志，1997.4（1）：38

黄药子

【来源】为薯蓣科植物黄独的块茎。

【别名】黄药脂、药脂、黄狗头、木药子。

【处方用名】黄药子。

【用法用量】内服：煎汤，常用量10～15克；外用：适量。

【产地采收】主产于安徽、江苏、浙江、福建、广东、广西等地。夏末至冬初采挖，以身干、片大、外皮灰黑、断面黄白为佳。

【炮制研究】黄药子采用净制和切制法进行炮制。

【性味归经】苦，平。归心、肝经。

【功能主治】散结消瘿、清热解毒、凉血止血。主治瘿瘤、疮痈肿毒、咽喉肿痛、毒蛇咬伤、吐血、咯血等症。

【不良反应】久服、多服本品可引起消化道反应，如呕吐、腹泻、腹痛等，并对肝功能有一定的损害。

【现代研究】黄药子的有效成分为蔗糖、还原糖、淀粉、皂苷等。具有减轻甲状腺肿大的重要作用，用于治疗缺碘食物所致及原因不明的甲状腺肿。还具有止血、抗菌等作用。

────── ·常用单方· ──────

方一 黄药子250克

【用法】取上药，用45～55度白酒750毫升，浸泡2周后服。每次服15～20毫升，每日2～3次，15天为一疗程，间歇10天。一次浸药酒可服用2个疗程，1次方可连浸2～3次。但久服需注意对肝脏的影响，应定期查肝功能。

【功能主治】散节消瘿。主治地方性甲状腺肿

【疗效】用此方治疗33例患者，疗效显著，总有效率为90.0%。

【来源】中医文献杂志，1999.（3）：48

方二 黄药子300克

【用法】将上药研为细末，与白酒1500克和匀，分装于4个500毫升盐水瓶中，棉线扎紧瓶塞，放于铁锅中，加水后加温至60~70度（超过70度瓶易炸裂），4小时后取出，冷却过滤后即可。每次6毫升，每日3次，睡前加服12毫升。不会饮酒者，可少量多次服用，保持口中常有酒味。1个月为1疗程，肿瘤消失后巩固治疗半个疗程。伴肝病者忌服。

【功能主治】散结消瘿。主治甲状腺腺瘤。

【疗效】用上方治疗患者48例，疗效显著，总有效率为95.8%。

【来源】浙江中医杂志，1996.（9）：396

方三 黄药子500克

【用法】取上药，洗净晾干，浸泡于2千克黄酒中，纳入罐中密封，加微火蒸2小时取出，密封并置于避光处7天待用。用时先洗净宫颈分泌物，然后将尾线消毒棉球浸润药汁后贴于宫颈表面，尾线留到阴道外口，24小时后患者自行取出，隔天1次。月经期停治，治疗期间禁止性生活。

【功能主治】清热解毒消炎。主治宫颈炎。

【疗效】应用本方治疗53例，经2~24次治疗，痊愈17例，有效36例。

【来源】重庆医药，1988.17（3）：20

方四 黄药子100克（5岁以下酌减）

【用法】取上药，与大枣10枚同水煎2次，取汁混合加入冰糖20克，浓缩至150毫升。1天内分数次服完，隔天1次，3剂为1个疗程。

【功能主治】化痰止咳。主治顽固性哮喘。

【疗效】治疗小儿顽喘10例，根治7例，好转3例。

【来源】浙江中医杂志，1983.（12）：536

胖大海

【来源】为梧桐科植物胖大海的成熟种子。

【别名】安南子、大洞国、大海子、大海榄。

【处方用名】胖大海、大发、安南子、大洞国、通大海。

【用法用量】内服：煎汤或开

水泡，2～3枚；或入散剂。

【产地采收】主产于越南、印度、马来西亚、泰国、印度尼西亚的苏门答腊等地。我国的广东、海南也有出产。以个大、坚硬、外皮细、浅棕黄色、有细皱纹、光泽及不破者为佳。

【炮制研究】采用净制法炮制该药，通过炮制可使药物洁净。

【性味归经】甘、淡，寒。归肺、大肠经。

【功能主治】清热润肺、利咽解毒、润肠通便。用于肺热声哑、干咳无痰、咽喉肿痛、热结便秘、头痛目赤。

【现代研究】胖大海含有胖大海素、西黄芪胶粘素、挥发油、聚戊糖，以及由半乳糖醛酸、阿拉伯糖、半乳糖乙酸、钙、镁等组成的黏液质。胖大海具有缓泻作用，可内服吸水，增加肠容积而产生机械刺激，反射性地引起肠蠕动增加。还具有降压、利尿、镇痛作用。

· 常用单方 ·

方一 胖大海15克

【用法】取上药，开水200毫升，将胖大海放碗中冲开。如红痢加白糖15克，白痢加红糖15克，服汁并食胖大海肉。

【功能主治】清热利湿，解毒消炎。主治痢疾。

【疗效】运用上方治疗200例，屡获良效。

【来源】包头医学，1994. 18（2）：29

方二 胖大海适量

【用法】每次用胖大海2粒，清水洗净后用适量清水浸泡，使其充分膨胀，然后去核搅拌成烂泥状，晚睡时外敷于眼，并用纱布块适当固定即可，每晚敷1次，连敷3晚，在治疗期间停用其他疗法。

【功能主治】清火毒，凉血散血。主治红眼病。

【疗效】治疗30例，均获痊愈。

【来源】中医外治杂志，1995. （5）：16

方三 胖大海3枚

【用法】取上药，泡饮。

【功能主治】宣上导下，润燥解结，泻热通便。主治婴幼儿便秘。

【疗效】应用本方治疗32例，均收显效。

【来源】浙江中医杂志，1990. 24（1）：12

方四 胖大海4~8枚

【用法】取上药，放入碗中，冲入沸水，闷盖半小时左右。徐徐服完，4小时后如前再服1次。

【功能主治】消炎止痛。主治急性扁桃体炎。

【疗效】应用本方治疗100例，治愈68例，显效21例，效果不佳11例。

【来源】浙江中医杂志，1966.（5）：14

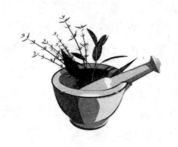

第十二章

补虚药与土单方

凡具有补虚扶弱作用，治疗人体虚损不足的药物，称为补虚药。又可叫作补益药。

补虚药在临床应用上，主要用于两个方面，一个方面是增强机体的抗病能力，可配合祛邪的药物，用于邪盛正虚的病人，以达到扶正祛邪的目的，从而战胜疾病；另一个方面是用于久病体虚的病人，能增强体质，消除衰弱的症状，辅助机体的康复能力，使之能早日恢复健康，重新走上工作岗位，从事生产劳动。因此，补虚药在临床上的应用，是具有积极意义的，而绝不是消极地用于"延年益寿"，在身体健康、机体活动能力正常的情况之下，就不需服用这类药物。

补虚药主要用于虚症。所谓虚症，一般说来，有气虚、阳虚、血虚、阴虚等不同类型。补虚药根据它的效用及应用范围，一般也分为补气药、助阳药、养血药、滋阴药等。

在临床上用药，主要根据虚症的不同类型而予以不同的补虚药，如气虚补气，阳虚助阳，血虚养血，阴虚滋阴。但阳虚的，每多包括气虚；而气虚的，常易导致阳虚。气虚和阳虚是表示机体活动能力的衰退。阴虚的每兼血虚；而血虚的，常易导致阴虚。血虚和阴虚是表示体内津液的损耗。这说明人体气血阴阳有着相互依存的关系。因此，益气和助阳，养血和滋阴，又往往相须为用。并且某些补气药兼有温补助阳的作用，而补血药大多也有滋阴的功能，所以在临床上遇到阳虚的病症时，往往用助阳药兼用补气药；遇见阴虚的病症，也常常滋阴药与养血药同用。更有气血两亏，阴阳俱虚，则补虚药的使用，更须兼筹并顾，灵活掌握，用气血并补或阴阳两补的方法。

此外，补虚药对实邪未尽的病人，应予慎用，以免病邪留滞。

一、补气药与土单方

补气药，又称益气药，就是能治疗气虚病症的药物。具有补肺气、益脾气的功效，适用于肺气虚及脾气虚等病症。

脾为后天之本，生化之源，脾气虚则神疲倦怠，大便泄泻，食欲不振，脘腹虚胀，甚至浮肿、脱肛等症；肺主一身之气，肺气不足，则少气懒言，动作喘乏，易出虚汗。凡呈现以上症候，都可用补气药来治疗。

补气药又常用于血虚的病症，因为气旺可以生血。尤其在大失血时，必须运用补气药，因为"有形之血，不能速生；无形之气，所当速固"。所以，临床上有"血脱益气"的治法。

补气药如应用不当，有时也会引起胸闷腹胀、食欲减退等症，必须注意。

人参

【来源】五加科多年生草本植物人参的根，野生者称山参；栽培者称园参。

【别名】人身、神草、吉林参、吉人参、百草王、白参、红参、糖参、参须、地精。

【处方用名】

1. 野山人参、野山参、吉林参（系野生者，生长时期甚长，功效较佳。然产量较少，价格甚昂，非症情严重者一般少用）。

2. 移山参（即栽培者，用冰糖汁灌制而成，色白。功同野山参而作用较弱，适用于气阴两亏的病症）。本品的断枝、小枝及须根，通称"糖参"，功同移山参而作用较弱，价也较廉。

3. 生晒参（即移山参不用冰糖汁灌制而晒干，功用与移山参相似。幼小者晒干，叫"皮尾参"，功能益气养阴，现常用代西洋参）。

4. 红参、石柱参（即栽培者，经蒸制而成，色呈暗红。药性偏温。功同移山参而作用较强，适用于气虚及阳虚体弱者。本品的小枝及须根，叫"红参须"；功同红参而作用稍弱，价较低）。

5. 别直参、朝鲜参（产于朝鲜，形似红参而枝大。性味、功用与红参相似而作用较强，价较贵）。

【用法用量】用量：5~10克，虚脱重症用15~30克。常用量为5~10克，宜用文火另煎，取汁饮服；或研粉吞服，每次1~2克，日服2~3次；如作为养生保健时可研末服，每次0.5~1克，每天2次；也可用人参片含化咽下，每次2~4片；或将参片放在杯中用开水浸泡，代茶饮用；也可炖服、浸酒服。

【产地采收】因加工方法不同而有生晒参、糖参、红参、参须之别。产于朝鲜者，称为朝鲜参或高丽参。人参的品种很多，由于产地和加工方法不同，各种人参的品质性能各有差异，应用时要注意区别。

1. 野山参：是自然生长于野山丛林的人参经采集、整理、加工入药用的，主产于我国东北吉林省的长白山区，故又称"吉林参"或"吉人参"。由于其生长期甚长，少则几十年，多则一二百年，所以它的质量最佳，力雄而气足，且无温燥之性，既可大补元气，又可养阴生津，多用于急救。可惜药源甚少，价格昂贵，故不常用。

2. 移山参：是将幼小的野山参移至园间，或将人工培育之幼小人参移至山野生长而成者。其药力较野山参略逊，但又比家种园育的"园参"为优。常用于气阴两虚之证。

3. 生晒参：采集人参趁鲜洗刷干净，选体短浆足者晒干而成者。具体为将鲜参洗净后，用竹板轻轻刮去外皮，稍晒变软，凡成人形晒干者，称为"白干参"；或将鲜参洗净去须，置沸水浸煮片刻，再晒干或烤干而成者，称为"大力参"。

4. 白人参：是选粗壮人参，水刷洗净，入铜锅内以开水煮熟，再经打排针、顺针、浸糖、烤干等工序制成者。其功同生晒参，但药力较弱。若选形体较劣、浆汁欠足的人参加工制成者，则称为"白糖参"。在白参一类中，它的品质最次，药力亦弱。

5. 红参：是取家种的园参，经洗刷、笼蒸等加工后，晒干或烘干而成者，色棕红，微透明。常因产地不同，品质有优劣之别，一般以"石柱参"为最好，其条形美观、体长、径固、无细支根，故又称"边条参"。红参性偏温燥。

6. 朝鲜人参：是产于朝鲜的人参，又称"朝鲜参""高丽参"。其品质药力较国产栽培者为优，但远不及野山参。如朝鲜进口的红参，则称为"别直参"，性味功用同国产红参，但药力较强。此外，还有"皮尾参"（幼小移山参经由生晒参的方法制成）、"人参条"（系人参根茎上的不定根经加工而成者）、"人参须"（系人参之细支根加工而成），所有这类参的药力均很弱。人参均以根粗、体丰、纹细、芦头长、坚韧不断、气香、味微苦者为佳。贮藏需放入木盒或纸盒内包装好，置石灰缸内保存，防霉蛀。

【炮制研究】生晒参皂苷含量明显高于红参和白参，补力较后两者强。

【性味归经】人参味甘、微苦，性微温。归脾、肺经。

【功能主治】具有大补元气、补脾益肺、生津止渴、安神增智等功用。主要适用于脾气虚弱、少食懒言、大便溏泄、体倦乏力，或肺气不足、虚咳喘促、自汗，或心脾两虚的惊悸、失眠健忘以及气血津液不足之口干舌燥等症。

1. 用于气虚欲脱之危证，凡大失血，大吐泻以及一切疾病因元气虚极均可出现体虚欲脱，脉微欲绝之证，可单用之品，大量浓煎服，即独参汤，为补气固脱之良方；如兼见汗出肢冷等亡阳现象，可加附子同用，以增强回阳作用，即人参附子汤；如兼见血脱，亡阴之人，则加麦冬、五味子，有补血滋阴作用，即生脉散。

2. 用于脾气不足之倦怠无力，食欲不振，上腹痞满、呕吐泄泻等症，常配伍白术、茯苓、炙甘草等健脾胃药同用，如四君子汤。

3. 用于肺气亏虚之呼吸短促、神疲乏力、动则气喘、脉虚自汗等症，多与胡桃、蛤蚧等药同用，如人参胡桃汤、人参蛤蚧散。

4. 用于津伤口渴，消渴。用

治热病津伤，身热口渴、多汗、脉大无力之症，多与石膏、知母、甘草、粳米同用，如人参白虎汤；用治消渴症，常配伍生地、玄参、麦冬等养阴生津药同用，有益气生津之功效。

5. 用于心神不安、失眠多梦、惊悸健忘，多配伍当归、龙眼肉、酸枣仁同用。

6. 治疗阳痿，多与鹿茸、胎盘等补阳药同用，可以起益气壮阳的效果。

人参虽是一种滋补强壮药，但唯有虚损时才宜进补。所以健康无病，特别是青少年、婴儿，一般不可滥用。近几年来由于有些人对人参的药性和适应证了解不全面，片面认为服用人参有益无害，多多益善。结果有的人吃了人参后出现头痛、眩晕、鼻子干燥（严重者鼻子出血）、饮食减退、胸闷腹胀等一系列症状，有人称之为"人参滥用综合征"。有些儿童服用后，出现了兴奋、激动、易怒、烦躁、失眠等神经系统亢奋的症状，所以中医就有"少不服参"的说法。对于素体阴虚火旺或内有实热之人更不宜服用人参，否则会出现更为明显的不良反应。另外，服用人参时一般不可同时吃萝卜、茶叶等食物，以防解除或削弱人参的作用。

使用注意：

1. 一般宜炖服或研末吞服。

2. 实证，热证须慎用。

3. 人参反黎芦、畏五灵脂、恶皂荚，服人参不宜喝茶、吃萝卜。

参考资料：人参叶、味苦、微甘、性寒，具有生津祛暑、降虚火，解酒等作用。适用于暑热口渴，热病伤津，胃阴不足，虚火牙痛等症。用量5～10克。人参叶可代替人参入药。

【现代研究】现代研究表明，人参含有人参皂苷及挥发油、甾醇、多糖等，能兴奋中枢神经系统，增强大脑皮层兴奋过程和抑制过程，尤其能使兴奋过程增强更显著，故有抗疲劳的作用。能增强造血机能，促进骨髓细胞增殖，使血液中红细胞、血红蛋白和白细胞都增加。能使心脏收缩力加强，所以有强心作用。能降低血糖，呈现出胰岛素样作用。能提高机体适应性，增强机体非特异性抵抗力，促进病理过程恢复正常功能，这个作用是向着机体有利方面进行的，如既可使低血压升高，又可使高血压恢复正常，有人称之为

"适应原样"作用。能增强性腺机能，人参虽无性激素作用，但能兴奋垂体分泌性腺激素，增强男女的性腺机能。有抗肿瘤作用，曾发现人参具有抑制癌细胞生长的物质，对艾氏腹水癌的生长有抑制作用。

本品含人参素、人参烯、人参苷、脂肪酸、挥发油、维生素、酶等。人参对中枢神经系统的兴奋，抑制均有影响，能增强大脑皮层兴奋过程的强度和灵活性，提高工作能力，减少疲劳，改善食欲和睡眠，增强机体抗病能力。兴奋垂体-肾上腺皮质系统，能提高机体对恶劣环境刺激的抵抗力；与胰岛素有协同作用，能降低血糖，能促进男女性腺机能；小剂量使心跳加快，心肌收缩力增强，似有强心苷作用；可调节胆固醇代谢，抑制高胆固醇血症的发生；能改善消化吸收功能，增进食欲，使造血机能旺盛，提高白细胞的吞噬能力，促进蛋白质合成。

· 常用单方 ·

方一　高丽参300克

【用法】取上药，研为细粉，分装，每包2.5克。口服，每次1包，每天2次。

【功能主治】补气降酶。主治急性乙型肝炎。

【疗效】在肝炎常规用药的情况下，同时加服本方治疗30例，病人血清中碱性磷酸酶恢复到正常比值的时间要比肝炎常规用药组早6～8周，转氨酶恢复到正常要早2～3周。

【来源】吉林医学，1983.（5）：54

方二　人参适量

【用法】将人参原药切成0.5～1厘米的半透明饮片，每天早晨及晚上临睡前取1参片放口中慢慢含服，每天2次。巩固阶段每天含服1片，10天为1个疗程。

【功能主治】益气宁心。主治心律失常。如心房颤动、病态窦房结综合征、室性早搏、房性期前收缩等，尤其适用于病因治疗（如纠正心力衰竭）后心律不能复常，或常规使用抗心律失常疗法无明显效果的病人。

【疗效】应用本方治疗25例，显效16例，有效7例。25例中有23例单服本方，2例分别与西药同用。

【来源】浙江中医杂志，1990.
（2）：81

方三　人参15～20克

【用法】取上药，浓煎。每天2～3
次，口服，每天1剂。

【功能主治】益气复脉。主治完全
性房室传导阻滞。症见胸闷、胸
痛、心悸、眩晕，甚则晕厥休克。

【疗效】应用本方治愈1例因房室
传导阻滞而休克的病人。

【来源】实用中西医结合杂志，
1991.4（2）：88

方四　人参30～50克

【用法】取优质单味人参，加水煎
煮取浓汁口（灌）服。

【功能主治】益气救脱。主治强心
抗休克。危重病（如心力衰竭和休
克等）。表现为呼吸短促、脉搏微
弱、冷汗自出、手脚冰凉、气虚将脱
等症。

【疗效】单用一味人参煮汤内服，
即为著名的急救良方"独参汤"。
用于危重病的急救有一定疗效，但
应注意用量宜大不宜小，浓煎频
服，始有卓效。据上海第一医学院
儿科报道，应用本方对大失血及一
切急慢性疾病引起的虚脱有治疗作

用，对抢救急性肾炎引起的重度心
衰患儿有明显疗效。

【来源】上海第一医学院科学研究
技术革新资料汇编（第四辑），
1959.29

西洋参

【来源】本品为五加科植物西
洋参的根。因其原产于西欧，故得
此名。

【别名】花旗参。

【处方用名】西洋参。

【用法用量】常用量：3～5
克。另煎取汁饮服，亦可用开水泡
服，或直接购服洋参丸。

【产地采收】美国、加拿大
及法国，我国亦有栽培。以根条均
匀、质硬、体软、表面横纹紧密、
气清香、味浓者为佳。贮藏宜放瓷
瓶内或用锦盒盛装，并密封放入石
灰箱内。

【性味归经】味苦、微甘，性
寒。归心、肺、肾经。

【功能主治】具有补气养阴、
清火生津之功。适用于阴虚火旺、
咳嗽气喘、痰中带血，或气阴两
伤、倦怠乏力、口渴欲饮，或津液
不足、口干舌燥者。西洋参为清补

之品，与性温的人参相比，它的寒凉之性刚好弥补了人参性温偏燥的不足，体现了自己的特色。

注意事项：西洋参性偏寒凉，能伤阳助湿，所以中焦脾胃虚寒或夹有寒湿、见有腹部冷痛、泄泻的人不宜服用。忌用铁器。

【现代研究】现代研究表明，西洋参所含总皂苷有和人参总皂苷相同的强壮、抗疲劳、抗利尿、抗缺氧能力，但作用强度有别。抗利尿作用人参皂苷明显高于西洋参皂苷，西洋参的强壮作用较人参缓和。对糖尿病者除能改善自觉症状外，还有轻微的降血糖作用。此外，又能调节胆固醇代谢，抑制高胆固醇的发生。能加速蛋白质核糖核酸合成，促进骨髓细胞分裂，使红细胞、白细胞有上升趋势，但比人参弱。

· 常用单方 ·

方一 西洋参适量

【用法】每天取西洋参3～9克，水煎服。在放疗前2个星期开始，直到放疗结束。肿瘤病人的放疗反应在临床上常表现为阴虚内热的情况，若于放疗前2周，每天用西洋参水煎服，疗效较佳。要点是必须水煎10～20分钟，泡茶饮用几乎无效。因为泡茶用的开水温度较低，人参皂苷不易全部溶出。

【功能主治】益气养阴生津。主治肿瘤（如鼻咽癌）病人在接受放疗和化疗过程中出现咽干、恶心、消瘦、胃口不好、白细胞下降等不良反应。

【疗效】应用本方观察20多例，发现本方具有减轻和预防头颈部癌肿患者放疗反应的作用，而且效果比人参好。

【来源】上海中医药杂志，1979.（4）：29

方二 西洋参500克

【用法】取上药，研为细粉，装入硬胶囊中，制成1000粒，每粒0.5克。每次服2粒，每天2次。服药期间忌食萝卜。

【功能主治】补益扶正、滋阴生津。主治肺虚咳嗽、口咽干燥、潮热盗汗、肾虚头晕、肝虚贫血、中气不足、脾胃虚弱等。

【来源】录自《广东省药品标准》

方三 西洋参

【用法】含化法：将无皮西洋参放在饭锅内蒸一下，使其软化，然后用刀将其切为薄片备用，每次口含1片，每天用量2～4克。冲粉法：将本品研为细粉状，每次5克，用纱布或滤纸包好，放入沸水中冲泡后代茶饮用。炖服法：将原皮西洋参切片，每天2～5克放入瓷碗内，加适量水浸泡3～5小时，再将碗密封，放入锅中蒸20～30分钟，早饭前半小时服用。蒸法：将本品研成细粉状，每次用1个鸡蛋拌入本品5克蒸熟后服食。汤食法：将原皮西洋参切成薄片，做菜汤时每次放入5克共煮，汤、药同食，每日1次。煮粥法：取大米50克，煮为稀粥，待熟后加入西洋参5克再煮一二沸即成，每日1次，作早餐服食。泡酒法：取本品30克，加米酒5000克浸泡7日后饮服，每日2次，每次空腹饮20～50毫升。酒尽再续，至味尽后取参咀嚼服食。炖鸡法：西洋参10克，母鸡（乌骨鸡为佳）1只。将西洋参切片，纳入鸡腹中，隔水蒸熟，调味佐餐服食，并嚼食西洋参。

【来源】养生月刊：905

黄芪

【来源】本品为豆科多年生草本植物黄芪和内蒙黄芪的根。

【别名】黄耆、百木、艾草、黄耆、北芪、黄七、口芪、绵芪。

【处方用名】生黄芪、绵黄芪、北口芪（生用，多用于固表、托疮、利水、利痹等）、炙黄芪（蜜炙用，用于补气健脾）、清炙黄芪（用麸皮拌炒至微黄色，用于补气）。

【用法用量】常用量：10～15克，大剂量可用到30～60克，水煎服；亦可入丸、散剂，熬膏服用，或切片与鸡、鸭、鸽子、猪蹄等食物炖服。外用适量。

【产地采收】主产于山西、甘肃、黑龙江、内蒙古自治区等地。以根条粗长、皱纹少、质地坚而绵、粉性足、味甜者为佳。贮藏宜放缸甏内，炙后放石灰缸甏内，本品易霉蛀，夏、秋季节应勤查勤晒。

【炮制研究】补气升阳宜炙用，其余生用。

【性味归经】味甘，性温。归

脾、肺经。

【功能主治】黄芪本品炙用能补脾肺之气，升提中气（脾气），适用于脾肺气虚、食少便溏、气短乏力，或中气下陷、久泻脱肛、内脏下垂（胃、肾、子宫下垂）等症。生用能益气固表、托毒生肌、利水消肿，适用于气虚自汗，或痈疽不溃或溃破后疮口不易愈合，脾虚水肿、小便短少等症。此外，本品还有补气活血之功，适用于气虚血滞的肢体麻木，或卒中后遗症出现半身不遂。由于本品药性偏温，用之不当，有生热助火之弊，所以表虚邪盛、气滞湿阻、食积内停、阴虚火旺、痈疽热毒明显时均不宜应用。

黄芪为补气要药，生黄芪走表，偏于固表止汗，托毒排脓；炙则走里，重在补气升阳，利水消肿。

1. 用治气虚症见倦怠乏力，食少、便溏等症，常与人参、白术同用；用治中气下陷，久泻脱肛、子宫脱垂等症，则常与升麻，柴胡同用，如补中益气汤。

2. 用于卫气虚所致表虚自汗，与白术、防风及煅牡蛎、浮小麦、麻黄根同用。

3. 用治气血不足、疮痈脓成不溃，常与当归、穿山甲、皂角刺同用，如透脓散；疮痈溃久不敛，与人参、当归、肉桂同用可生肌敛疮。

4. 用于气虚失运，水湿停聚引起的肢体面目浮肿，小便不利之证，多配伍防己、白术等同用，如防己黄芪汤。

5. 气虚血瘀之偏瘫，可重用黄芪与地龙、当归、川芎等同用治之，如补阳还五汤。

注意事项：实证，阴虚阳亢，痈疽初起或溃后热毒炽盛者，均不宜用。

【现代研究】现代研究表明，黄芪含有多糖A、B、C、D，以及氨基酸25种，总量约占1.26%，含有蛋白质、胆碱、甜菜碱、叶酸、淀粉酶等，还含有生物碱以及微量元素硒、硅、钴、钼等。能增强机体的免疫功能，提高抗病能力。促进机体诱生干扰素，从而在一定程度上抑制病毒的繁殖。能加强正常心脏收缩，对衰竭的心脏有强心作用，尤其对因中毒或疲劳而陷于衰竭的心脏，其强心作用更为显著。具有明显扩张外周血管、冠状血管、脑血管和肠血管的作用。能降低血压，改善皮肤血液循环，消除蛋白尿，保护肝脏，使血清总蛋白和白蛋白增加，防止肝糖原减少，增加血浆蛋白、血红蛋白和红细胞。此外，还有利尿、抗病毒、抗衰老等作用。

本品含氨基酸、叶酸、胆碱、黄酮、香豆精、皂苷等，本属植物是硒浓缩植物。黄芪可使冠状血管，肾脏血管扩张，有强心利尿和降低血压作用。能改善皮肤血液循环及营养，使坏死细胞恢复活力，可用治慢性溃疡。有类性激素作用及兴奋中枢神经作用。能保护肝脏，有增加总蛋白及白蛋白作用，防止肝糖原减少。对消除尿蛋白有一定疗效，对实验性大鼠肾炎有预防作用。能增强机体抵抗力，促进机体免疫功能，对血浆中cAMP含量有提高作用。有增强毛细血管抗渗透作用。对葡萄球菌、肺炎双球菌、溶血性链球菌、志贺氏痢疾杆菌、炭疽杆菌、白喉杆菌等有抗菌作用。

————·常用单方·————

方一 黄芪15克

【用法】取上药，水煎。口服，隔天1剂，10天为1个疗程，停药5天后再行第2个疗程。

【功能主治】益气固表。主治预防感冒，体虚自汗、平日经常容易感冒。

【疗效】据中国医学科学院病毒学研究所报道，应用本方预防感冒有较好的疗效，可降低发病率56.5%。

【来源】中药志，1980.（1）：71

方二 黄芪100克

【用法】取上药，加水3000毫升，煎至1000毫升，取上清液加适量防腐剂，备用。用时每侧鼻孔滴3～4滴，揉鼻使药液分布均匀，每天2次。

【功能主治】益气固表。预防感冒，平日经常容易感冒之人。

【疗效】应用本方防治123人，用药组发生感冒者只有8人，病程平均3～4天，且症状轻微、不发热，2个月的发病率为6.5%。而对照组2个月的发病率为34.6%，平均病程5～6天，且有4例发热。显示出较好的防感冒作用。

【来源】江苏中医杂志，1983.（5）：51

方三　黄芪30克

【用法】取上药，水煎。口服，每天3次，连服60天。

【功能主治】益气养心。主治病毒性心肌炎并发室性早搏。

【疗效】应用本方治疗本病有较好疗效。

【来源】吉林中医药，1995.（2）：7

方四　黄芪1000克

【用法】取上药，洗净，放在砂锅或铝锅内，加适量冷水浸没，1小时后用小火煮取浓汁，共煮汁4次，每次煮30～40分钟，在煮取第4次汁后，去渣，将4次药汁掺和。再用大火加温浓缩，待部分水分蒸发，药汁稠厚约500毫升时加白糖适量，乘温搅匀成膏。每天早晚各取25毫升（日用量相当于生药100克），用温开水冲服，儿童酌减，连服2周至3个月。

【功能主治】健脾补肾、利水消肿。主治慢性肾小球肾炎。

【疗效】黑龙江省祖国医学研究所肾炎研究组报道，应用本方治疗20例，显效7例，好转9例，无效4例，有效率为80%。又有报道，应用单味生黄芪45克水煎服，对消除肾炎蛋白尿有明显疗效。

【来源】黑龙江中医药，1982.（1）：39；湖南中医杂志，1989.（2）：46

灵芝

【来源】本品为灵芝原植物，有紫、赤、青、黄、白、黑6种之分。现以多孔菌科植物赤芝或紫芝的子实体入药。又称菌灵芝。

【别名】赤芝、木灵芝、灵芝草、瑞草。

【处方用名】灵芝。

【用法用量】常用量为3～15克，水煎服；研末内服，1.5～3克，每天2～3次；浸酒服，20%酊剂每次10毫升，每天3次。外用适量。

【产地采收】赤芝主产于河北、山东、山西、江苏、浙江等地；紫芝产于浙江、江西、湖南、福建、广东等地。野生或人工栽培。目前多以人工栽培者供药用。以子实体完整、色紫红、有光泽者为佳。贮藏宜放箱内，置于燥处。

【性味归经】味甘、微苦，性平。归心、肾、肺经。

【功能主治】具有益气补虚、养心安神、止咳平喘等作用。主治心气不足或心脾两虚所致的心悸怔忡、失眠多梦、健忘、神疲体倦、食欲不振，或肺虚久咳气喘及一切虚劳体弱、年老体衰之症。常服能促进脏腑的生理机能，增强体质，延年益寿，所以曾有"仙草"的美誉。

1.补脾益气，对胃及十二指肠溃疡、慢性肝炎、食欲不振之脾胃虚弱症有效。

2.镇痛安神，对神经衰弱，头昏失眠，心悸烦躁等症有效。

3.止咳平喘，用于慢性支气管炎、哮喘、硅肺等。

4.民间传为神药，具有补益五脏，扶正培本，延年益寿作用。

【现代研究】现代研究表明，灵芝含有麦角甾醇、β-谷甾醇、树脂、脂肪酸、甘露醇、多糖类，又含有胆碱、甜菜碱、香豆精、水溶性蛋白质、多种酶类、有机酸、氨基葡萄糖等。能降低中枢神经系统兴奋性，而起镇静、镇痛、抗惊厥作用。对呼吸系统有明显的祛痰止咳平喘作用。对于循环系统，能增强心肌收缩力，提高心肌细胞耐缺氧能力，改善冠状动脉血循环，保护心肌缺血。具有降血压、降血脂、抗动脉粥样硬化、保护肝脏、解毒、降血糖效应。对人体免疫系统有双向调节作用，可以增强机体的免疫防御机制，增强免疫监督作用，抗肿瘤、抗衰老。灵芝有刺激造血系统的作用，可以促进骨髓细胞增生，提高外周血白细胞数及血红蛋白含量。

· 常用单方 ·

方一 灵芝适量

【用法】灵芝酒：取上药实体50克，粉碎，浸入60度食用白酒500毫升中，在常温下放置1个月以后，酒呈棕红色即可。每次饭后服10毫升，每天3次。灵芝糖浆：取上药50克，粉碎，加单糖浆500毫升，混合煮沸，冷却后备用。每次饭后服10毫升，每天3次。上述两种剂型的选择，应视患者的病情和嗜好情况而定。

【功能主治】止咳平喘。主治单纯性顽固性哮喘。

【疗效】应用本方治疗10余例，一般在15天左右即可见效。

【来源】辽宁中医杂志，1989.（2）：45

方二 灵芝200克

【用法】取上药，粉碎成细粉，用酒精适量浸泡7天，压榨过滤，滤液回收酒精，浓缩至适量；滤渣加水煎煮2次，合并煎液，静置过滤，滤液浓缩至适量，加入第一次浓缩液，再加蔗糖600克、防腐剂适量，煮沸溶解，过滤，加水至1000毫升，混匀，即得"灵芝糖浆"。口服，每次20毫升，每天3次。

【功能主治】镇静健胃。主治神经衰弱、失眠多梦、食欲不振，冠心病、高胆固醇血症。

【疗效】应用灵芝糖浆治疗冠心病92例，心绞痛及心前区闷胀或紧压感的缓解率为71.69％，心慌、心跳、气短等症状的好转率为64.57％。又用灵芝糖浆治疗高胆固醇血症120例，显效55例，中效31例，低效17例，无效17例，并对心悸、气短、水肿、心前区痛有不同程度的改善。

【来源】录自《实用临床草药》，1995：212；中草药通讯，1978.（4）：25

方三 赤灵芝25～30克

【用法】取上药，每天1剂，水煎服，留渣复煎2次，每天服3次。

【功能主治】补气摄血。主治功能性子宫出血。

【疗效】应用本方治疗41例，治愈30例，显效9例，无效2例。

【来源】山东中医杂志，1981.（创刊号）：36

方四 灵芝适量

【用法】取上药，切碎，加水适量，用小火水煎2次，每次3～4小时，合并2次煎液，浓缩后用多层纱布过滤，滤液加蒸馏水调整浓度至100％，备用。用时滴鼻，每次2～6滴，每天2～4次。

【功能主治】预防鼻炎。主治鼻炎。

【来源】录自《全国中草药汇编》

白术

【来源】本品为菊科多年生草本植物白术的根茎。

【别名】山蓟、乞力伽、于术、山蓟、山姜、山精、山连、冬术、烘术、扣子术。

【处方用名】生白术、炒白术、焦白术、制白术。

【用法用量】常用量为5～15克水煎服。生用或炒用，也可入丸、散剂，或熬膏服食及泡酒常饮。外用适量。

【产地采收】主产于浙江、湖北、湖南、江西、福建等地。以产于浙江于潜者质量最佳，故又名"于术"。以个大、有云头、质坚实、无空心、断面色黄白、香气浓者为佳。贮藏宜放缸瓮内或木箱内，置干燥处，防霉蛀。

【炮制研究】燥湿利水宜生用，补气健脾宜炒用，健脾止泻宜炒焦用。

【性味归经】味甘、苦，性温。归脾、胃经。

【功能主治】具有补气健脾、燥湿利水、止汗安胎的作用。主治脾虚食少、消化不良、慢性腹泻，或脾虚失运、水湿停聚之痰饮、水肿以及气虚多汗、胎动不安等症。

1. 用治脾胃虚弱，食少便溏，脘腹胀满，倦怠无力等症，常与人参、茯苓、炙甘草同用；如脾胃虚寒，脘腹冷痛，大便溏泄，可配党参、干姜、炙甘草同用。

2. 用治脾虚湿盛的腹胀泄泻，肢体浮肿，腹水，常与桂枝、茯苓，泽泻等同用；用治水湿内停，结为痰饮，胸胁支满，头眩者，常与桂枝、茯苓等同用。

3. 表虚自汗、与黄芪、浮小麦、牡蛎合用。

4. 用于脾胃气虚，胎动不安，配黄芪、砂仁、杜仲、续断、桑寄生等同用。

由于本品苦温而性燥，用之不当能耗阴伤津，所以热病津伤、口干舌燥，或阴虚内热的病人均不宜应用。本品味苦性燥，凡阴虚内热伤津者忌用。

【现代研究】现代研究表明，白术能增强机体的免疫功能，升高外周白细胞总数，增强网状内皮系统吞噬功能，增强细胞免疫和体液免疫，从而提高机体的抗病能力。有增强肌力、降低血糖、保护肝脏、防止肝糖原减少的作用。对因化疗或放射线疗法引起的白细胞减少症，还有升高白细胞的作用。白术还有明显而持久的利尿作用。白术含苍术醇、苍术酮，维生素A类物质及挥发油等。药理实验证明，白术有降低血糖，促进胃液分泌的作用。尚有促进血液循环及利尿作用，利尿作用是抑制肾小管重吸收机能，增加钠的排泄。有保肝作用及抑制絮状表皮癣菌生长作用。

———·常用单方·———

方一 生白术适量

【用法】每天取上药60克，水煎取汁，分早晚2次服。或用生白术300克，粉碎成极细末，每次服10克，每天3次，开水调服。

【功能主治】益气通便。主治便秘。对妇科、外科手术后便秘也有效。

【疗效】应用本方治疗21例，有效16例，无效5例。

【来源】福建中医药，1981.（1）：36

方二 白术30克

【用法】取上药，水煎。口服，早晚各1次，每天1剂。

【功能主治】益气升白。主治白细胞减少症。

【疗效】单用本方即有一定疗效。

【来源】军事医学简讯，1977.（2）：5

方三 焦白术30克

【用法】取上药，研末。加水300毫升，煎取100毫升，纱布过滤。取40毫升做保留灌肠，每天1次。

【功能主治】健脾燥湿止泻。主治婴幼儿腹泻。症见大便溏薄，夹有不消化食物，甚则水泻，可伴腹痛啼哭、不思饮食、小便短少等。

【疗效】应用本方治疗本病有较好疗效。

【来源】河北中医，1991.13（5）：25

方四 生白术9克

【用法】取上药，捣碎，放入小碗中，加适量水和食糖少许，放锅内蒸炖取汁。分次灌（口）服，每天3剂。

【功能主治】补气摄涎。主治小儿流涎证属脾胃虚寒者。症见口角流涎不断、食欲不振，伴有面白无华、唇指色淡、四肢不温、舌淡苔白。

【疗效】应用本方治疗本病效佳。

【来源】辽宁中医杂志，1986.（8）：42

甘草

【来源】甘草为豆科多年生草本植物甘草的根或根状茎。

【别名】蜜甘、美草、蜜草、甜草、粉草、国老。

【处方用名】生甘草、生草、粉甘草、炙甘草、炙草、清炙草。

【用法用量】常用量为2～10克，水煎服；研粉或煎膏均可，外用适量。

【产地采收】主产于内蒙古自治区、山西、甘肃、新疆等地。以外皮细紧、有皱沟、红棕色、质坚实、粉性足、断面黄白色者为佳。

【炮制研究】生用，多用于泻火解毒，缓急止痛。炙用补中缓急。

【性味归经】甘草味甘，性平。归心、肺、脾、胃经。

【功能主治】本品炙用，性平偏温滋补，能补脾益气、缓急止痛，主要用于脾胃虚弱、气短乏力、消化不良、食少便溏等。生用性凉，长于清热解毒、润肺止咳，主要用于疮疡肿毒、咽喉痛，或咳嗽，同时还可用于解药毒。甘草有助湿、满中之弊，长期较大剂量服用（尤其是生甘草）可引起水肿、高血压等，所以湿盛中满腹胀及水肿的人一般不宜应用。

1. 用治脾胃气虚诸证，常与党参、白术同用；用治气虚血少心动悸，脉结代常与党参、桂枝、生地等同用。

2. 用于咳嗽气喘。如治风寒犯肺之喘咳，配伍麻黄、杏仁；治肺热喘咳则与石膏同用。

3. 用于脘腹或四肢挛急疼痛，常与桂枝、白芍同用。

4. 甘草有缓和药性，调和百药的功效，复方中多为佐药，以协调方剂中诸药药性。

5. 用于痈疽疮毒，食物或药物中毒可单用或配伍他药同用。

湿盛，中满及呕吐者忌服。反海藻、大戟、甘遂、芫花，久服大剂甘草，易致浮肿，使用亦当注意。

【现代研究】现代研究表明，甘草主要含有甘草酸、24-羟基甘草次酸、甘草黄酮、甘草苷、甘草生物碱、甘草多糖等成分。具有抗溃疡和明显的解除肠管平滑肌痉挛的作用，能促进胰液分泌，保护肝脏，降低血脂。有些成分能抑制血小板聚集、抗心律失常。甘草酸具有促肾上腺皮质激素样作用，并能延长和增强可的松的作用，减少外源性肾上腺皮质激素类药物的不良反应，有抗炎、抑制过敏反应、抑制艾滋病病毒增殖的作用。甘草多糖具有抗病毒、抑菌等作用。甘草酸、甘草苷、甘草次酸对肿瘤细胞有一定的抑制作用。甘草酸对某些药物、食物、体内代谢产物及细菌毒素所致的中毒都有解毒作用。甘草次酸有较强的镇咳祛痰作用。甘草还有抗利尿作用。甘草中含甘草酸6%～10%，为甘草的钙，钾盐和甜味成分，甘草酸水解后产生甘草次酸和葡萄糖醛酸。此外尚含有甘草苷和天冬酰胺，甘露醇，多种黄酮类物质等。甘草有较强的解毒作用，对白喉毒素、蛇毒有效，对药物、食物、体内代谢产物等均有一定解毒作用，如近年成功地用甘草酸解链霉素、喜树碱、野百合碱等药的不良反应。有类皮质激素作用，可用治阿狄森氏病。甘草能缓解胃平滑肌痉挛，有抑制胃液及胃蛋白酶分泌，促进组织新生，用治胃及十二指肠溃疡时，对溃疡面还有保护作用。对结核杆菌有抑制作用，可用治肺结核。具有抗炎抗变态反应作用，但长期服用可引起水肿。能保护发炎的咽喉和气管的黏膜，减轻刺激，有助于止咳，促进咽喉及气管分泌，使痰易于咯出，可作为保护性祛痰药。甘草与柴胡合剂对肝硬化有防治作用，能防止脂肪在肝内蓄积，抑制纤维增生。甘草酸还有利尿作用，并可增加茶碱的利尿作用。

· 常用单方 ·

方一　甘草适量

【用法】每天取甘草60克，加水煎煮3次，将3次所得滤液合并，浓缩至60毫升，即得100%甘草煎剂。口服，成人每次15～20毫升，小儿减半，每天3次，连服10～20天。

【功能主治】清热解毒、保肝利胆。主治病毒性肝炎。

【疗效】据杭州市传染病院报道，应用本方治疗13例，黄疸指数平均12.9天恢复正常，肝大在8～9天内显著缩小，肝痛在7～8天内消失，有较显著的疗效。

【来源】浙江中医杂志，1960.（3）：13

方二 甘草适量

【用法】每次取甘草18克，加水煎至150毫升。每天3次，口服。亦可用其流浸膏，每次服10～15毫升，加水至60毫升，每天3次服。

【功能主治】抑菌镇咳。主治肺结核。

【疗效】应用本方配合抗结核药综合治疗55例，疗效满意者23例，进步者32例。又有报道，用药后大部分病例症状显著改善，血沉下降，痰菌转阴，x线显示进步，肺部浸润病灶吸收或消失，胸腔内积液减少或消失，空洞缩小。

【来源】江西医药，1965.1（1）：562；录自《中药新用》

方三 甘草适量

【用法】取上药，洗净焙干，研为细粉。每次3～5克，每天3次，口服，连服3～4周。亦可将其制成流浸膏，每次服15毫升，每天4次，连服6周。

【功能主治】生肌愈疡。主治消化性溃疡。

【疗效】据报道，应用本方治疗本病有较好的疗效。应用本方流浸膏治疗100例，有90%病例收到良好疗效。

【来源】中药新用，1986：77；中华内科杂志，1966.（3）：226

方四 生甘草2～3克

【用法】取上药，放入15～20毫升开水中泡服，每天1次，一般连服7～15天。

【功能主治】益气通便。主治便秘。

【疗效】应用本方治疗便秘有较好疗效。

【来源】时珍国药研究，1991.（4）：159

二、补血药与土单方

补血药，又叫养血药，是指用于治疗血虚病症的药物。

血虚的症状，主要是面色萎黄、嘴唇及指甲苍白，没有红润的颜色，并且有头晕、耳鸣、心悸、健忘、失眠等症；女子还有月经不调的症状。

在使用养血药时，如遇血虚兼气虚的，需配用补气药；血虚兼阴虚的，需配用滋阴药。

养血药中，不少兼有补阴的功效，可以作为滋阴药使用。

养血药性多黏腻，凡湿浊中阻，脘腹胀满，食少便溏的不宜应用；脾胃虚弱的，应与健胃消化的药物同用，以免影响食欲。

当归

【来源】伞形科多年生草本植物当归的根。

【别名】西归、秦归、云芹、干归、干白、文无。

【处方用名】当归、全当归、西当归、酒当归。

【用法用量】常用量为5~15克，水煎服；可入丸、散；亦可熬膏应用。外用适量。

【产地采收】主产于甘肃省东南部的岷县（秦州），产量高，质量好。古有"中国当归甲天下，岷县当归甲中华"的说法。另在陕西、四川、云南、湖北等地也有栽培。以主根大、身长、支根少、断面黄白色、气味清香浓厚者为佳。贮藏宜放缸甏内或铁木箱内盖紧，防潮、防霉、防蛀。

【炮制研究】补血用当归身，破血用当归尾，和血（即补血活血）用全当归。酒制能增强活血之功。

【性味归经】味辛、甘，性

温。归肝、心、脾经。

【功能主治】具有补血、活血、调经、润肠通便等作用。本品既能补血，又能活血，是治血病的要药。常用于面色萎黄、嘴唇及指甲苍白、头晕眼花、心慌心悸、舌质淡、少血色等血虚证的治疗。因长于调经，尤为妇科所重视，凡妇女月经不调、血虚经闭、胎产诸证均可应用，故又被称为妇科要药。此外，当归还可用于血虚肠燥便秘之病。

1. 用于血虚证，常配伍黄芪同用，治血虚证有效。

2. 用于月经不调、闭经、痛经，为妇科调经要药。配伍川芎，熟地，白芍称四物汤，为妇科调经基本方；经闭不通上方加桃仁，红花用以祛瘀通经；经行腹痛，可加香附，延胡索等行气止痛。

3. 用治跌打损伤、痈疽疮疡、风湿痹痛等症。常与乳香、没药、桃仁、红花等同用。

4. 用治血虚肠燥便秘，常与火麻仁、生首乌、肉苁蓉同用。

注意事项：本品属甘温润补之品，故湿热或湿阻中焦、脘腹胀满、大便泄泻，或阴虚肺热、胃阴不足等均需慎用或忌用。

【现代研究】现代研究表明，当归主要含有挥发油、叶酸、烟酸、维生素B_{12}、阿魏酸等。本品所含有的维生素B_{12}及叶酸物质，能显著促进血红蛋白、红细胞的生成，故有抗恶性贫血的作用。当归对子宫有双相调节作用，这主要取决于子宫的机能状态。当归浸膏有扩张冠状动脉、增强冠状动脉血流量，抗心肌缺血、抗心律失常及扩张血管的作用。有一定的抗氧化和清除自由基作用。对非特异性和特异性免疫功能都有增强作用。当归能保护肝脏，防止肝糖原减少。并有镇静、镇痛、抗炎、抗缺氧、抗辐射损伤、抗肿瘤、抗菌、美容等作用。

·常用单方·

方一 生当归100克

【用法】取上药，烘干，研为细粉，备用。每次4.5克，每天3次，吞服。服药期间一般不禁食，可吃半流质。出血量多、血压下降者可适当补液。

【功能主治】补血止血。主治上

消化道出血（除外食道静脉破裂出血）。

【疗效】应用本方治疗40例，显效30例，有效4例，无效6例。平均大便潜血转阴时间为5天。

【来源】辽宁中医杂志，1982.（6）：4

方二　当归50克

【用法】取上药，加适量水煎煮2次，合并煎煮液得1000毫升，过滤后备用。面部美容：洗净面部后，用脱脂棉蘸少许当归液，在面部色素沉着的地方不断涂擦，使皮肤吸收当归液中的有效成分，达到治疗色素性皮肤病的效果。护发：洗头毕，在双手上倒少许当归液反复搓揉头发和头部，使其达到护发效果。

【功能主治】祛斑美容、养血护发。主治面部色素性皮肤病、头发枯黄无泽。

方三　当归适量

【用法】取上药，烘干，研为细粉，备用。按年龄大小每次服0.5～1克，每隔4～6小时1次，吞服。

【功能主治】活血止痛。主治带状疱疹。

【疗效】应用本方治疗59例，服药1天痛止者22例，2天痛止者32例。疱疹一般在服药3天后枯萎、结痂。

【来源】中华医学杂志，1961.（5）：317

方四　当归60克

【用法】取上药，水煎2次，共煎取药液200毫升。每次服50毫升，每隔6小时服1次，共服4次。

【功能主治】活血消肿止痛。主治急性乳腺炎早期。症见乳房肿痛，表面红热，可触及肿块，有压痛。

【疗效】应用本方治疗早期病人，一般一昼夜即可消散。

【来源】浙江中医杂志，1988.（10）：471

▎熟地黄

【来源】玄参科多年生草本植物怀庆地黄或地黄的根茎。

【别名】熟地、伏地。

【处方用名】熟地、大熟地（蒸制用）。熟地炭（熟地炒焦后应用，主要用于止血）。砂仁拌熟地（用砂仁拌用，主要减少其滋腻碍胃之性）。

【用法用量】常用量为10～30克，也可做丸、散、膏、酒剂等。外用适量。

【产地采收】因炮制方法不同，地黄主要可分为生地黄、熟地黄两种。前者是将鲜地黄放在火炕上缓缓烘至八成干，变成灰黑色，柔软成团，称干地黄，习称生地；后者是取于地黄加黄酒蒸至内外黑润、酒水吸尽，取出晒至外皮黏液稍干，然后切片晒干，通称熟地。主产于河南、河北、内蒙古自治区及东北地区。以河南怀庆府（今武陟、沁阳、温县一带）所产品质最优，称为"怀地黄"，为有名的"四大怀药"之一。熟地以色黑柔润、甘味浓、洁净无杂质者为佳。贮藏至干足后放石灰缸瓮内或其他容器内密封，置于燥处，防霉蛀。

【炮制研究】生地性寒，乃清热凉血之品，酒蒸制成熟地后，可使药性由寒转温，且含糖量增加，功能则由清转补。另外因生地质味浓、滋腻，妨碍脾胃运行，酒制后可借酒力行散而起活血通脉的作用。将生地炒炭，可入血分，凉血止血，并能补脾胃，可治崩漏等出血症。

【性味归经】味甘，性微温。归肝、肾经。

【功能主治】适用于头晕目眩、心悸失眠、月经不调、潮热盗汗、腰膝酸软、遗精、消渴、须发早白、未老先衰等。

1. 用于血虚萎黄、眩晕、心悸、失眠、月经不调、崩漏等症。以本品与当归、川芎、白芍同用，为四物汤，是补血调经的基本方剂。

2. 用于肾阴不足，潮热，盗汗、遗精、消渴等症。本品为滋阴主药，如六味地黄丸。

3. 凡腰酸脚软、头晕眼花、耳鸣耳聋，须发早白等一切精血亏虚之证均可应用。

4. 用于热性病。治疗咽喉肿痛，白喉及糖尿病等；如热病伤阴，阴虚发热时可与玄参、麦冬、石斛同用。热入血分，血热妄行配伍犀角；心火上炎、口舌生疮、与木通、竹叶、甘草梢同用，如导赤散。

使用注意：本品性质黏腻，凡气滞多痰、脾虚腹胀、食少便溏者忌服。

【现代研究】现代研究表明，本品含有梓醇、地黄素、维生素A

样物质、甘露醇、多种糖类、多种氨基酸等成分。实验表明，地黄的乙醇提出物有降低血压及促进血液凝固的作用。中等量的地黄流浸膏有强心作用，对衰弱的心脏作用更为显著。地黄有一定的降血糖作用，但与剂型和剂量有关。地黄煎剂对实验性中毒性肝炎有防止肝糖原减少的作用。另外，能抑制皮肤真菌，有抗炎、抗增生和抗渗出等作用。最近，免疫学研究又证明地黄是一种免疫增强剂。

· 常用单方 ·

方一 熟地30～50克

【用法】取上药水煎。口服，每天1剂，连服2周。

【功能主治】补益肝肾、降低血压。主治高血压病，症见头晕目眩、耳鸣腰酸者。

【疗效】应用本方治疗62例，均获满意疗效。病人的血压、血清胆固醇、甘油三酯均有下降，脑血流图和心电图也有改善，自觉症状也明显好转。

【来源】中医杂志，1980.（5）：31

方二 熟地适量

【用法】取上药，洗净切片，每片约2厘米厚，4片即够用。用时叫病人平卧或头向后仰，将熟地片贴在眼上，2分钟左右轮换1次，可重复使用。

【功能主治】补益肝肾、明目止痛。主治电光性眼炎。

【疗效】应用本方治疗本病有较满意的疗效。病人一般在30分钟内痛消泪止。

【来源】新中医，1979.（5）：41

方三 熟地60克

【用法】取上药，煎取药汁。再用粳米100克，加水如常法煮粥，煮沸后加入地黄汁和生姜2片，煮成稀粥食用，每天1剂。

【功能主治】养生延寿。主治老年人肝肾两亏、阴血不足、头晕目眩、腰膝酸软、两耳听力减退、过早衰老等症。

阿胶

【来源】马科动物驴的皮，经漂泡去毛后熬制而成的胶质块，所以又叫驴皮胶。

【别名】驴皮胶、二泉胶、傅

致胶、盆覆胶。

【处方用名】阿胶、陈阿胶、驴皮胶、阿胶珠、蛤粉炒阿胶、蒲黄炒阿胶。

【用法用量】服用阿胶的方法很多，各地都有自己的习惯，如果用于一般性调补，通常用阿胶5～10克，加适量黄酒，隔水蒸炖烊化成液体后服用，或用开水调服。也可制成膏滋：阿胶500克，加入黄酒1500克，待胶块散发成海绵状，隔水蒸成液体，乘热加入冰糖1000克，待糖与胶融化时趁热加些炒熟芝麻、切碎的胡桃肉，每天早晚各服1次，每次1～2匙，开水冲服。为了便于粉碎，又常炒用，炒用者称阿胶珠。外用适量。

【产地采收】以产于东阿（今山东省东阿县）者品质最佳，最为著名，故名阿胶。现今浙江、上海、北京、天津、湖北、辽宁等地亦产。以色泽乌黑、断面光亮、质脆味甘、无腥气者为佳。阿胶一般以原药捣碎入药，但也可经炒后入药，称为阿胶珠。贮藏生阿胶宜放石灰缸瓮内，置阴凉干燥处，防热、防潮；阿胶珠放箱盒内，置干燥处。

【炮制研究】止血宜用蒲黄炒，润肺宜用蛤粉炒。

【性味归经】味甘，性平。归肺、肝、肾经。

【功能主治】中医认为阿胶属血肉有情之品，有很好的滋补强壮作用。具有补血止血、滋阴润肺的作用。主治血虚而见面色萎黄无华、指甲苍白、头晕眼花、心悸失眠、久咳等，以及咯血、吐血、尿血、便血、衄血、妇女各种出血及胎产病症。由于妇女以血为本，临床中妇女病与血病为多，而阿胶正是补血、止血和滋阴之佳品，因而本品在治疗妇女疾病方面尤有特长，被誉为"妇科圣药"。一般来说，搁置3年以上退去火气的陈阿胶滋阴补血作用较好，决不能用新熬制的阿胶。如果素体内热较重，有口干舌燥、潮热盗汗时不宜应用；消化能力薄弱，平时饮食不多，容易呕吐、腹胀、泄泻的人，也不适宜服用阿胶。

1. 本品为补血之要药，用治血虚眩晕，心悸等症，多与党参、黄芪、当归、熟地等益气补血药同用。

2. 本品为止血要药，用于吐血、衄血、便血、崩漏，单用或配伍蒲黄、生地、艾叶炭等皆有效。

3. 本品补血滋阴，用于阴虚心烦、失眠等症。如以本品配伍黄连、白芍、鸡子黄为黄连阿胶汤，治热病伤阴，心烦失眠。

4. 用于虚劳喘咳或阴虚燥咳。如补肺阿胶汤以本品配伍马兜铃、牛蒡子、杏仁等，治肺虚火盛，喘咳咽干痰少或痰中带血；清燥救肺汤以本品与生石膏、杏仁、桑叶、麦冬等同用，治燥热伤肺、干咳无痰、气喘、心烦口渴、鼻燥咽干等症。

使用注意：本品粘腻有碍消化，脾胃虚弱、呕吐泄泻、胃肠积滞者不宜用。

【现代研究】现代研究表明，阿胶主要含有胶原及其部分水解产生的多种氨基酸，如赖氨酸、精氨酸、组氨酸、胱氨酸、色氨酸、羟脯氨酸、天门冬氨酸等，并含有钙、硫等。阿胶有促进血中红细胞和血红蛋白生成的作用，具有强大的补血作用，疗效优于铁剂。并具有强壮作用，能提高耐缺氧、耐寒冷、耐疲劳和抗辐射能力。能改善体内钙平衡，促进钙的吸收和在体内的存留。还具有使血压升高而抗休克，预防和治疗进行性肌营养障碍，促进健康人淋巴细胞转化作用，并能扩张血管，尤以静脉扩张最为明显，同时伴有代偿性扩容作用及血小板计数明显增加，对病理性血管通透性增加有防治作用。

·常用单方·

方一　阿胶适量

【用法】取上药，研为细末。每次20～30克，每天2～3次，用温开水送服，或熬成糊状饮服。

【功能主治】补血止血。主治肺结核咯血。

【疗效】在常规抗结核药物治疗下应用本方治疗56例，显效37例，有效17例，无效2例，总有效率为92.7%。值得注意的是，本方主要适用于中小量咯血（小于500毫升），如果是大量咯血（超过500毫升）时应结合西药止血剂。

【来源】辽宁中医杂志，1987.（9）：39

方二　阿胶1块

【用法】取上药，烘软压平，用剪刀修剪成和疮面一样大小。盖贴于患处，外用纱布包扎，每天换药1

次。如有瘘管，可将阿胶捻成与瘘管一致的柱条，插至瘘管底部。

【功能主治】消肿生肌。主治疮疡。

【疗效】应用本方治疗数例，均获显著疗效。

【来源】浙江中医杂志，1987. 22（1）：16

方三 阿胶块200克

【用法】取上药，用捣筒捣成粉剂，倒在较硬纸上摊开，用紫外线治疗灯消毒15～20个生物剂量，如装入瓶将瓶一起消毒，不装瓶可将消毒好的阿胶粉包好备用。治疗前先将溃疡或窦道清创消毒，可清除坏死组织，疏通管腔，然后将阿胶粉敷于创面或填入窦道，用无菌纱布或纱布覆盖创面固定，酌情每天或隔天换药1次，直至治愈为止。

【功能主治】生肌收口。主治破溃性颈淋巴结核。

【疗效】应用本方治疗11例，均获治愈。追访2年未见复发。

【来源】中医杂志，1990.（3）：41